名院名医 超声疑难病例解析

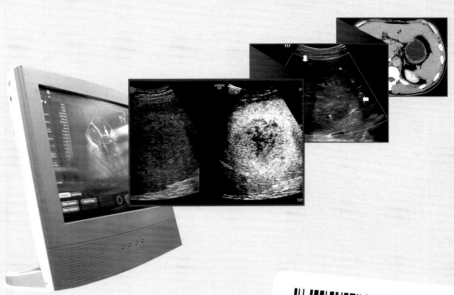

腹部

超声疑难及少见病例解析

杨 斌 张丽娟 ◎ 主编

科学技术文献出版社
SCIENTIFIC AND TECHNICAL DOCUMENTATION PRESS

·北京·

图书在版编目（CIP）数据

腹部超声疑难及少见病例解析 / 杨斌，张丽娟主编. —北京：科学技术文献出版社，2019.1

ISBN 978-7-5189-4758-4

Ⅰ.①腹…　Ⅱ.①杨…　②张…　Ⅲ.①腹腔疾病—超声波诊断—病案—分析　Ⅳ.① R572.04

中国版本图书馆 CIP 数据核字（2018）第 186713 号

腹部超声疑难及少见病例解析

策划编辑：张　蓉　　责任编辑：张　蓉　孙秀明　　责任校对：张吲哚　　责任出版：张志平

出　版　者	科学技术文献出版社
地　　　址	北京市复兴路15号　邮编 100038
编　务　部	（010）58882938，58882087（传真）
发　行　部	（010）58882868，58882870（传真）
邮　购　部	（010）58882873
官　方　网　址	www.stdp.com.cn
发　行　者	科学技术文献出版社发行　全国各地新华书店经销
印　刷　者	北京地大彩印有限公司
版　　　次	2019 年 1 月第 1 版　2019 年 1 月第 1 次印刷
开　　　本	787×1092　1/16
字　　　数	198千
印　　　张	10
书　　　号	ISBN 978-7-5189-4758-4
定　　　价	88.00元

编委会名单

主　编　杨　斌　东部战区总医院

张丽娟　南京市浦口医院

副主编　魏淑萍　南京鼓楼医院

张一丹　南京鼓楼医院

卢晓玲　东南大学附属中大医院

黄鹏飞　东部战区总医院

前言 / Preface

　　近年来，超声专业书籍如雨后春笋般地纷纷面市，而本书独辟蹊径，以腹部疑难病例分析的形式出版，书中解析了几十例少见病例，对这些病例的临床资料、其他影像学比较、检验结果与超声图像进行了全面分析，最终与病理结果进行对比判定。回顾这些病例，仔细比对超声图像，力争通过超声图像的特征，提取超声图像的特有信息，并应用二维超声图像、彩色多普勒血流图像、超声弹性成像图像和超声造影图像进行综合分析，总结出实现超声图像与临床资料完美结合的有效方法。通过对超声图像的解读来诊断疾病。

　　本书以病种的诊断和鉴别诊断为重点，是编委们多年工作经验的总结。内容丰富、图文并茂、病例资料全面、解析透彻、内容覆盖面广，本书兼具专业性和综合性，可读性很强。对从事超声工作者和其他学科的医务工作者是一部很好的参考书，笔者愿意推荐给大家，愿此书能为大家解决工作中遇到的疑难病例提供启示。

　　本书主要对象是超声医师和影像系学生，可以作为其学习的参考书和工具书，也可以作为对超声感兴趣或相关临床医师的阅读书籍，书中内容丰富，资料齐备，简明扼要，图像资料丰富。希望通过本书，读者们能了解超声诊断的特色和优势，以及缺点和不足。

　　由于本书受编写时间的限制，又考虑时效性，加之作者水平有限，书中难免会出现一些不妥之处，敬请读者批评指正！

东部战区总医院

杨斌

<h1 style="text-align:right">目录</h1>

Contents

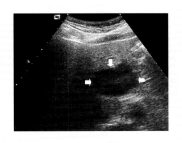

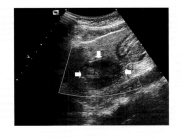

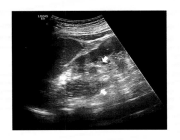

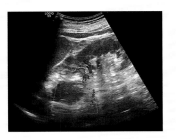

目录
Contents

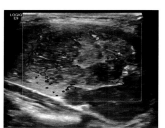
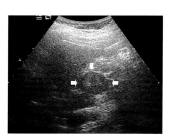

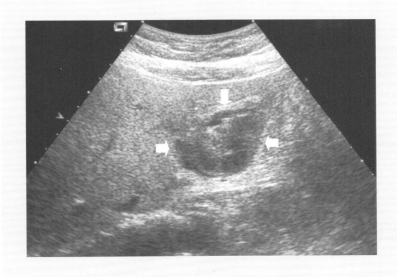

【第一章】

消化系统

第一节 肝局灶性结节增生

※ 病史

患者女性，32 岁，因"体检发现肝占位 8 个月余"入院。患者于 8 个月前外院体检 B 超显示：左肝低回声占位（28mm×21mm），未予特殊治疗，近期复查 B 超提示：①左肝实质性占位（两枚，大小分别为 57mm×34mm，16mm×7mm）；②脂肪肝；③脾稍大。血液肿瘤标志物 CA153：46.4μ/ml（升高），甲胎蛋白（α-fetoprotein，AFP）正常，临床诊断"肝左叶占位"。患者平素体健，否认肝炎、结核等传染病史，9 个月前行畸胎瘤切除手术，1 个月前行剖宫产手术，否认外伤、输血史。

※ 体格检查

患者腹部膨隆，腹式呼吸存在，无腹壁静脉曲张，脐周可见明显妊娠纹，未见肠型及蠕动波，下腹部可见一约 20cm 长陈旧性手术瘢痕，全腹无压痛及反跳痛，未触及包块，肝脾肋下未及，未触及胆囊，"Murphy 征"阴性。腹部鼓音区正常，无移动性浊音。肝上界位于右锁骨中线第五肋间，下界位于右季肋下缘，肝区无叩击痛，胆囊区无叩痛，听诊肠鸣音正常，未闻及振水音及血管杂音。

※ 常规超声

肝内前场回声增强、密集，后场回声衰减，肝左叶见 2 个低回声团块，较大的约 45mm×37mm，呈椭圆形，边界清晰，边缘光整，内回声欠均匀，可见高回声，彩色多普勒血流显像（color Doppler flow imaging，CDFI）示其内可见条状血流信号（图 1-1-1，图 1-1-2）。

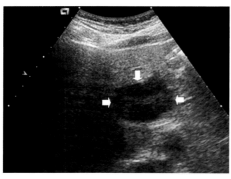 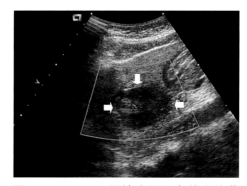

图 1-1-1 灰阶超声：肝左叶见低回声团块（↑），大小约 45mm×37mm，边界清晰，形态规则，内回声欠均匀　图 1-1-2 CDFI：团块内可见条状血流信号（↑）

※ 超声造影

经外周静脉团注造影剂后，动脉期肝左叶之团块略早于肝实质显影，由中心向周边呈"轮辐"状强化，呈均匀性高强化，门脉期及延迟期持续强化，团块中央似可见小片状低增强区（图 1-1-3 ~ 图 1-1-5）。

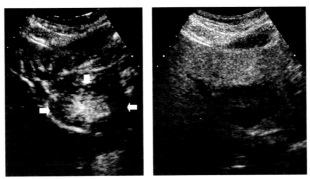

图 1-1-3　超声造影：动脉期肝左叶之团块略早于肝实质显影，由中心向周边呈"轮辐"状强化（⇧）

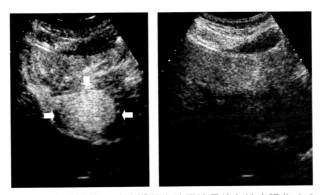

图 1-1-4　超声造影：动脉期肝左叶团块呈均匀性高强化（⇧）

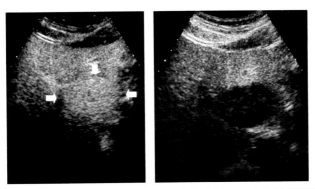

图 1-1-5　超声造影：门脉期及延迟期团块持续强化，团块中央似可见小片状低增强区（中央瘢痕）（⇧）

综合常规超声及超声造影结果，患者肝左叶见 2 个低回声团块，边界清晰，边缘光整，内回声欠均匀，可见高回声。超声造影后动脉期肝左叶之团块略早于肝实质显影，由中心向周边呈"轮辐"状强化，呈均匀性高强化，门脉期及延迟期持续强化，团块中央似可见小片状低增强区，且患者血液肿瘤标志物 CA153 : 46.4μ/ml（升高），AFP 正常。

※ 超声提示

肝左叶占位，考虑局灶性结节增生可能，不排除恶性，建议穿刺活检。

※ 腹部 CT

肝左外侧段见团块状稍高密度影，中心区密度稍减低，增强后肝左叶外侧段动脉期见结节、团块状强化影，大小约 8mm、46mm × 47mm，门脉期及延迟期病灶稍高于正常肝实质密度，肝左静脉受压、推移，近似包绕走行。提示：肝左叶外侧段占位性病变，考虑局灶性结节增生可能性大，不排除转移瘤（图 1-1-6 ～ 图 1-1-8）。

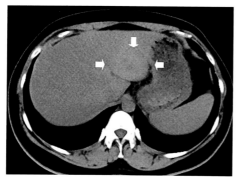

图 1-1-6　腹部 CT 平扫：肝左外侧段见团块状稍高密度影，中心区密度稍减低（↑）

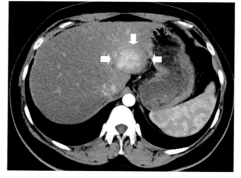

图 1-1-7　腹部 CT 增强：动脉期病灶强化程度高于正常肝实质（↑）

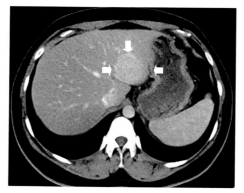

图 1-1-8　腹部 CT 增强：门脉期及延迟期病灶强化程度稍高于正常肝实质（↑）

※ 术中所见

腹腔内无腹水，肝表面光滑，右叶质软，未及明显占位性病变，肝左外叶可触及一肿块，大小约 5cm×4cm，质偏硬，未突出浆膜，界限清楚，与膈肌有粘连。肝十二指肠韧带内未及明显肿大淋巴结。标本剖检：肿块呈圆形，直径约 4cm，界清，质偏硬，色灰白，中央有缺血坏死，快速病理检查示：肝纤维腺瘤可能。

※ 鉴别诊断

肝局灶性结节增生（focal nodular hyperplasia，FNH）须与原发性肝癌、肝转移瘤、肝血管瘤及肝腺瘤等鉴别。

- ◆ 原发性肝癌：患者多有肝炎病史，超声造影表现为动脉期快速强化，增强时间早于肝实质，门静脉期及延迟期强化程度低于肝实质，呈"快进快出"表现。
- ◆ 肝转移瘤：由于来源器官及组织类型不同，其增强表现较为复杂，多表现为动脉期呈快速增强，门脉期及延迟期迅速消退，早期表现为非均匀增强。
- ◆ 肝血管瘤：动脉期有周边结节状增强的特点，血窦内静脉血流较缓慢，由周边向中央缓慢地向心性增强，门脉期及延迟期持续增强。
- ◆ 肝腺瘤：多见于生育期妇女，其发生与患者口服避孕药有关，病变有完整包膜，易出现特征性的内部出血及向心性血供，超声造影表现为动脉期向心性增强，且因出血呈不均匀强化。

※ 最终诊断

肝左外叶肿物：局灶性结节增生。

※ 分析讨论

FNH 是发病率仅次于肝血管瘤的一种少见的良性肿瘤样病变，其发病率约 0.9%，男女比例为 1∶8，发病年龄相对较年轻，绝大多数患者无明显临床症状，于正常体检时偶然发现。FNH 的确切发病原因不明，多数学者认为是由肝脏对先天血管畸形或滋养血管损伤的一种反应性、增生性改变，并不是真正意义上的肿瘤。病理上 FNH 由过度增生的肝细胞、枯否（Kupffer）细胞、淋巴细胞、变异血管和胆管等组成。有学者把 FNH 分为经典和非经典两大类：经典型 FNH 肝组织被纤维结缔间隔包绕成结节样结构，起源于中心瘢痕的增生纤维结缔间隔呈放射状排列，纤维结缔间隔由异常粗大的动脉血管和增生小胆管组成，周边有炎症细胞浸润；非经典型 FNH 病灶由扩张充血的血管腔组成，其内并无增生的纤维结缔间隔。

FNH 的常规超声表现多以稍低或低回声为主，形态呈圆形或结节状，边界清晰，周边未见声晕，常规超声能在一定程度上显示病灶的"车轮"状血流信号，但敏感度和特异性较低，对 FNH 还难以做出准确诊断。因此，诊断和鉴别诊断需依靠增强 CT 及 MRI。随着超声造影技术的不断发展和广泛应用，超声造影能敏感地显示肝脏病灶内血流灌注情况，典型 FNH 的超声造影特征表现为动脉相呈"轮辐"状或"星"状离心性，门脉相及延迟相呈高增强或等增强，中央瘢痕为中心形态不规则的低或无增强区，其中"轮辐"状离心性增强是诊断 FNH 的最特异性的指标，中央瘢痕是诊断 FNH 的重要指标，本例患者超声造影动脉期呈由中心向周边地"轮辐"状增强，门脉期及延迟期持续强化，团块中央似可见小片状低增强区，符合 FNH 的超声造影表现。

※ 经验教训

超声造影在鉴别诊断肝脏良恶性局灶性病变时，良恶性病灶动脉期可能会出现类似的增强模式，而门脉期和延迟期的增强表现各异，容易将两者区分，但对于非典型的 FNH，其病理结构复杂多变，难与高分化的原发性肝癌鉴别，超声造影仍有一定困难，须结合患者病史及实验室检查结果进行综合评价，必要时可进行超声引导下穿刺活检进行明确诊断。

※ 病例启示

超声造影较常规超声能更准确、敏感地显示组织的微血管血流灌注特点，能实时动态观察 FNH 的血流灌注情况，超声造影结合结节内"轮辐"状增强和中央瘢痕，有助于对 FNH 的诊断和鉴别诊断，具有一定的临床应用价值。

（魏淑萍　杨　斌）

第二节　肝炎性假瘤

※ 病史

患者男性，58岁，因"右上腹胀痛伴发热半个月余"入院。疼痛较轻，无放射性疼痛，且疼痛无明显缓解，当地医院CT检查提示：①肝左右叶部分胆管扩张，结石，积气；②肝左内叶胆管结石伴远端低密度影，考虑为梗阻性胆管扩张可能；③胆囊术后改变；④右侧胸腔及腹腔积液。予以抗感染等对症治疗后患者发热缓解，无胸闷、胸痛，无头晕、头痛等不适。临床初步诊断为"肝内胆管扩张，梗阻性"。患者病程中体重无明显变化，既往平素体健，否认肝炎等传染病史，否认外伤、输血史。入院后临床检验结果提示：C反应蛋白增高、血生化胆红素及转氨酶增高，糖类抗原CA125略增高，AFP正常，余指标正常。

※ 体格检查

患者腹部膨隆，腹式呼吸存在，无腹壁静脉曲张，未见肠型及蠕动波，右上腹可见一约10cm长陈旧性手术瘢痕及2个陈旧性窦道，右上腹无明显压痛、反跳痛及肌紧张，未触及包块，肝脾肋下未及，未触及胆囊，"Murphy征"阴性。腹部鼓音区正常，无移动性浊音。肝上界位于右锁骨中线第五肋间，下界位于右季肋下缘，肝区叩击痛（-），听诊肠鸣音正常，未闻及振水音及血管杂音。

※ 常规超声

肝内前场回声增强、密集，后场回声衰减，肝内胆管局部扩张，较宽处约7mm，内见点片状强回声，肝左叶见一大小约37mm×20mm的低回声区，形态欠规则，边界不清，CDFI示其内未见彩色血流（图1-2-1，图1-2-2）。

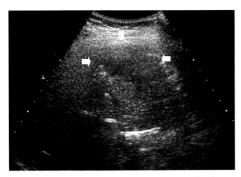
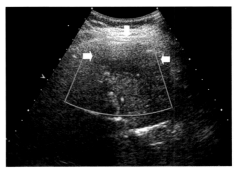

图1-2-1　灰阶超声：肝内前场回声增强、密集，肝左叶见一低回声区（↑），边界不清，大小约37mm×20mm，形态欠规则

图1-2-2　CDFI：肝左叶团块内未见彩色血流信号（↑）

※ 超声造影

经外周静脉团注造影剂后，动脉期肝左叶之团块略早于肝实质显影，呈略高强化，强化尚均匀，强化后团块无明显边界，门脉期及延迟期团块强化程度略低于肝实质，范围约41mm×27mm（图 1-2-3，图 1-2-4）。

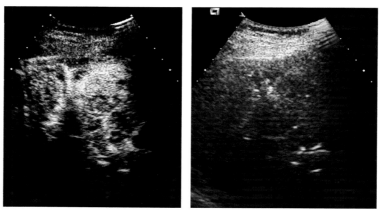

图 1-2-3　超声造影：动脉期肝左叶之团块略早于肝实质显影，呈略高强化，强化尚均匀（⇧）

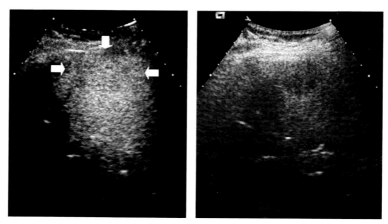

图 1-2-4　超声造影：门脉期及延迟期团块强化程度略低于肝实质（⇧）

综合常规超声及超声造影结果，患者胆囊切除术后，有脂肪肝背景，肝内胆管局部扩张，较宽处约 7mm，内见点片状强回声，肝左叶见一大小约 37mm×20mm 的低回声区，形态欠规则，边界不清，CDFI 示其内未见彩色血流。超声造影动脉期肝左叶之团块略早于肝实质显影，呈略高强化，强化尚均匀，强化后团块无明显边界，门脉期及延迟期团块强化程度略低于肝实质，范围约 41mm×27mm。且患者右上腹胀痛伴发热，入院后临床检验结果提示：C 反应蛋白增高、血生化胆红素及转氨酶增高，糖类抗原 CA125 略增高，AFP 正常，余指标正常。

※ 超声提示

肝左叶低回声区伴肝内局部胆管扩张、积气，不排除恶性可能，建议进一步检查。

※ 术中所见

腹腔内无腹水，粘连明显，肝左前叶已切除，左右肝交界部位萎缩伴纤维组织增生，表面粗糙，局部呈黄白色，与腹壁粘连明显，整个肝脏呈萎缩肥大综合征改变，胆囊已切除，术中胆道镜检查胆总管下端无结石残留，肝内胆管炎性水肿明显，左肝外前支已闭合，残留左肝管及右肝管已无明显结石。取检左右肝交界处部分组织送快速病理，回报"炎性改变"。

※ 鉴别诊断

肝炎性假瘤须与肝细胞癌、肝血管瘤、非均匀性脂肪肝等鉴别。

- ◆ 肝细胞癌：常合并不同程度的肝硬化，在瘤内或周边较容易探测到动脉血流信号。超声造影表现为动脉期显著高增强，增强不均匀，可有内部充盈缺损区，延迟期消退早于肝实质。
- ◆ 肝血管瘤：多为高回声，内部多呈网格状，典型超声造影表现为动脉期增强，门脉期和延迟期持续增强，呈"慢进慢出"特点。
- ◆ 非均匀性脂肪肝：有脂肪肝背景，无占位效应，超声造影呈等增强，强化后与肝实质分界不清，消退与肝实质同步。

※ 最终诊断

肝纤维细胞增生伴大量组织细胞反应，其间大量慢性炎细胞浸润，结合临床符合炎性假瘤。

※ 分析讨论

肝炎性假瘤是一种不明原因的良性肿瘤，细菌或寄生虫的感染、自身免疫系统疾病、辐射及化疗被认为是可能的病因。肝炎性假瘤好发年龄在 40 ～ 70 岁，60% 为女性，临床表现包括腹部肿块、腹部不适、间断发热、体重减轻及全身乏力。实验室检查可表现出炎性过程，如白细胞增高、C 反应蛋白增高及红细胞沉降率增快。因此，依据临床表现很难做出肝炎性假瘤的临床诊断。

肝炎性假瘤主要是大量慢性炎细胞浸润伴纤维组织增生的良性病变。随着病情的进展，瘤体内部纤维化及炎细胞浸润的比例变化会导致肝炎性假瘤出现不同的影像学改变，并缺乏特异性表现，因此诊断困难，确诊主要依赖于影像学引导下穿刺活检。其二维超声多表现为低回声结节，常被误诊为肝癌、血管瘤及肝脓肿等。由于病灶可能富血供，也可能乏血供，因此超声造影表现为多种增强模式，甚至可有恶性病变的表现，比如动脉期整体增强、门脉期减退的增强模式，在门脉期及延迟期表现为"快出"，可能是由于瘤体内缺乏正常的肝脏结构，毛细血管相对较少，病灶主要以肝动脉供血，造影剂无法在瘤体内停留，导致病灶早于周围正常肝组织廓清，因此与肝细胞癌、肝转移癌、胆管细胞性肝癌等恶性肿瘤鉴别困难，此时可借助于穿刺活检确诊。

本例患者右上腹胀痛伴发热病史，实验室检查提示 C 反应蛋白增高，白细胞计数正常，常规超声显示肝左叶见一低回声区，形态欠规则，边界不清，CDFI 示其内未见彩色血流。超声造影动脉期肝左叶之团块略早于肝实质显影，呈略高强化，强化尚均匀，强化后团块无明显边界，延迟期团块早于肝实质廓清，因此与肝恶性肿瘤鉴别较困难。而炎性假瘤增强模式与肝癌的区别主要表现在：①病灶增强强度相对较低，亦可与肝实质同步增强；②病灶增强较快，但在动脉期高增强时间持续短，很快呈等增强；③造影剂消退快，在动脉期晚期或门脉期早期即开始消退。

※ 经验教训

肝炎性假瘤由于病灶内病理学改变不同，因此存在多种超声造影增强模式，而超声造影表现为动脉期整体增强、门脉期减退的"快进快出"模式是导致误诊的主要原因，结合临床病史、实验室检查及常规超声表现可有所帮助，以往由于缺乏对本病声像图表现的充分认识，容易误诊。随着超声诊断经验的积累及超声造影新技术的应用，将会进一步提高对肝炎性假瘤声像图的识别能力。

※ 病例启示

肝炎性假瘤存在多种超声造影增强模式，对于动脉期整体增强的肝炎性假瘤，应与肝恶性肿瘤相鉴别，除结合临床病史与实验室检查外，相对低强度的短暂快进、迅速快退的增强模式可能有助于鉴别诊断。

（魏淑萍　杨　斌）

第三节　肝血管平滑肌脂肪瘤

※ 病史

患者女性，60岁，因"体检发现上腹部肿块10个月余"入院，患者于10个月前外院体检超声检查提示：肝内多发囊性病变；左肝内高回声包块：血管瘤？后复查腹部CT提示：肝脏多发囊性灶；考虑腹膜后来源占位，脂肪肉瘤？患者为求进一步治疗收治入院，临床诊断"上腹部肿块"。入院后查AFP等肿瘤标志物均正常。患者平素体质一般，有高血压病史5年，口服降压药血压控制良好，否认肝炎、结核等传染病史，否认手术、输血史。

※ 体格检查

患者腹部平坦，腹式呼吸存在，无腹壁静脉曲张，未见肠型及蠕动波，全腹无压痛及反跳痛，未触及包块，肝脾肋下未及，未触及胆囊，"Murphy征"阴性。腹部鼓音区正常，无移动性浊音。肝上界位于右锁骨中线第五肋间，下界位于右季肋下缘，肝区无叩击痛，胆囊区无叩痛，听诊肠鸣音正常，未闻及振水音及血管杂音。

※ 常规超声

中上腹腔内见一大小约79mm×67mm的略强回声团块，与肝左叶关系密切，内回声均匀，边界清晰，CDFI示团块内未见彩色血流信号。另肝内见多个无回声区，边界清晰，较大的39mm×34mm（图1-3-1，图1-3-2）。

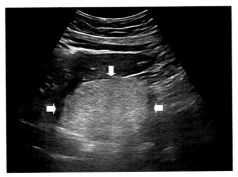 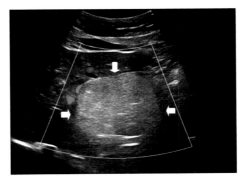

图1-3-1　灰阶超声：中上腹腔内见一大小约79mm×67mm的略强回声团块（个），与肝左叶关系密切，内回声均匀，边界清晰

图1-3-2　CDFI：团块内未见彩色血流信号（个）

※ 超声造影

经外周静脉团注造影剂后，动脉期该团块与肝实质基本同步增强，呈中等强化，强化尚均匀，门脉期及延迟期其内强化程度与肝实质相近，与肝实质基本同步消退，另肝内见多个类圆形无增强区（图 1-3-3 ~ 图 1-3-5）。

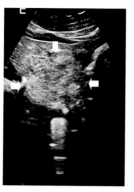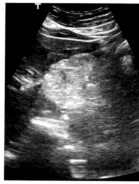

图 1-3-3　超声造影：动脉期该团块与肝实质基本同步增强，呈中等强化，强化尚均匀（↑）

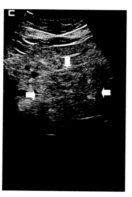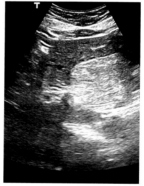

图 1-3-4　超声造影：门脉期及延迟期其内强化程度与肝实质相近，与肝实质基本同步消退（↑）

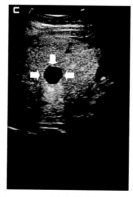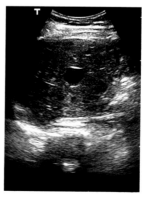

图 1-3-5　超声造影：肝内见多个类圆形无增强区（↑）

综合常规超声及超声造影结果，患者中上腹腔内见一大小约 79mm×67mm 的略强回声团块，内回声均匀，边界清晰，CDFI 示团块内未见彩色血流信号。另肝内见多个无回声区，边界清晰，较大的 39mm×34mm。动脉期该团块与肝实质基本同步增强，呈中等强化，强化尚均匀，门脉期及延迟期其内强化程度与肝实质相近，与肝实质基本同步消退，另肝内见多个类圆形无增强区，且患者 AFP 等肿瘤标志物正常。

※ 超声提示

中上腹腔内实性团块，考虑肝左叶肿瘤，良性可能性大；肝多发囊肿。

※ 腹部 CT

上腹腔内见一大小约 81mm×69mm 的类圆形脂肪密度影，边界尚清，内见少许片絮状软组织影及血管影，增强扫描其内软组织影中度强化，病变与肝左外叶分界不清，肝脏大小、形态正常，肝实质内另见多发类圆形低密度影，边界清晰，增强扫描未见强化。提示：上腹腔肿块，考虑肝脏血管平滑肌脂肪瘤可能；肝脏多发囊肿（图 1-3-6 ~ 图 1-3-8）。

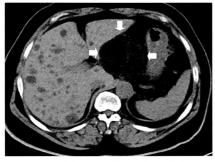 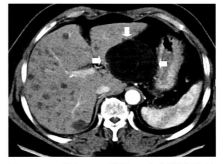

图 1-3-6 腹部 CT 平扫：上腹腔内见一大小约 81mm×69mm 的类圆形脂肪密度影，边界尚清，内见少许片絮状软组织影及血管影，肝实质内另见多发类圆形低密度影，边界清晰（↑）

图 1-3-7 腹部 CT 增强：动脉期该肿块内软组织影中度强化，肝实质内多发类圆形低密度影，增强扫描未见强化（↑）

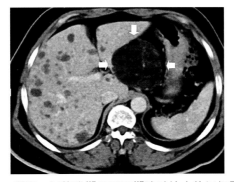

图 1-3-8 腹部 CT 增强：门静脉期及延迟期该肿块内软组织影持续强化（↑）

※ 术中所见

肝脏质软，表面扪及弥漫性多发囊肿，大小不一，肝左外叶下部可触及约 10cm×10cm 大小类圆形质软肿块，表面光滑，呈黄白色，肿块已突出肝包膜，紧邻肝胃韧带，推压胃小弯及肝门部组织。切除肿瘤组织送常规病理检查。

※ 鉴别诊断

肝血管平滑肌脂肪瘤（hepatic angiomyolipoma，HAML）须与肝血管瘤、肝腺瘤、局灶性脂肪肝及原发性肝癌等鉴别。

◆ 肝血管瘤：动脉期有周边结节状增强的特点，血窦内静脉血流较缓慢，由周边向中央缓慢地向心性增强，门脉期及延迟期持续增强。

◆ 肝腺瘤：多见于生育期妇女，其发生与患者口服避孕药有关，病变有完整包膜，易出现特征性的内部出血及向心性血供，超声造影表现为动脉期向心性增强，且因出血呈不均匀强化。

◆ 局灶性脂肪肝：病灶呈片状、楔形，内可见正常走行血管。

◆ 原发性肝癌：患者多有肝炎病史，超声造影表现为动脉期快速强化，增强时间早于肝实质，门静脉期及延迟期强化程度低于肝实质，呈"快进快出"表现。

※ 最终诊断

肝血管平滑肌脂肪瘤（具有上皮样特征的血管周细胞肿瘤），伴局灶髓外造血。

※ 分析讨论

HAML 是一种罕见的良性肝脏间叶源性肿瘤，主要由平滑肌细胞、厚壁血管及成熟的脂肪组织构成，偶尔可见局灶性髓外造血细胞。本例病理属于具有上皮样特征的血管周细胞肿瘤（perivascular epithelioid cell tumor，PEComa）家族，是 PEComa 家族中最为常见类型，常见于肾脏，其次是肝脏。这类肿瘤由单形性血管周上皮样细胞构成，免疫组化示黑色素细胞标记 HMB45 和（或）melan-A 阳性，平滑肌细胞标记 SMA 阳性。肝 PEComa 其临床表现无特异性，多因体检偶然发现。有文献总结，肝 PEComa 具有女性多发，好发年龄 40～50 岁，以肝右叶多见，多为单发，HAML 缺乏典型的症状和体征，发病较为隐匿，大多数患者是在健康体检时查体或者影像发现肝肿物，部分患者因不典型的腹部症状，如腹胀、腹痛、腹部不适症状来医院就诊，但随着肿瘤体积的增大，可出现相应的压迫症状，并可出现瘤体大片坏死，出现发热症状，甚至自发破碎出血的可能。暂没有对 HAML 诊断有意义的实验室指标，在肿瘤压迫胆管时可出现胆红素的升高，其确诊主要依靠病理诊断。尽管 HAML 是一种良性肿瘤，但也有恶变的可能，对于有症状的 HAML，手术切除是最直接有效的治疗方式，而对于通过细针穿刺活检确诊的小肿瘤（＜5cm），可以采用保守治疗，需注意密切随访。

HAML 的超声表现与其组成成分含量相关，脂肪含量高则回声高，平滑肌细胞含量高则回声低，肿瘤边界、形态上大多具有良性肿瘤特征，呈圆形或类圆形，边界清晰，形态规则，肿瘤回声多为略强回声，少数高回声或低回声，内部回声较均匀，后方无衰减，当肝脏肿瘤在边界上表现为良性，其内部呈脂肪回声或见到近似脂肪回声时应考虑到 HAML 的可能性。在超声造影、增强 CT 及 MRI 动脉期多表现为快速增强，而增强 CT 及 MRI 门脉期及延迟期造影剂多消退缓慢，呈"快进慢退"模式，这是因为肿瘤富含异常扩张、扭曲的厚壁血管，并形成丰富的窦隙状薄壁分隔的微血管网，造影剂从血管内弥散入血管周围间隙的时间缓慢，并滞留在血管内及周围间隙，本例超声造影后延迟期造影剂有轻度退出，这可能是因为超声造影剂为血池造影剂，不进入组织间隙，至延迟期造影剂经畸形厚壁静脉血管廓清，而 CT 造影剂可缓慢进入组织间隙，因而退出不明显。但平滑肌型 HAML 除外，因其血管管壁薄弱、存在动静脉瘘，造影剂在瘤内快速廓清，呈"快进快出"的表现，其增强方式与 HCC 十分相似，尤其当患者存在乙型肝炎病史时两者更不易鉴别。CT 检查提示肝脏出现脂肪成分较多，无假包膜，增强扫描呈"快进慢出"模式强化，内有粗大血管影的肿瘤，具有特征性表现。HAML 最终确诊依赖于组织病理学检查。

※ 经验教训

HAML 组织构成的复杂性致其超声表现无特异性，是导致本病易误诊的主要原因。HAML 超声造影表现可与肝细胞癌、血管瘤等高度重叠，易误诊。医师在观察病灶超声造影表现的同时，亦要重视二维超声及其他影像学检查平扫的表现，并结合患者病史及各种实验室检查综合考虑，必要时行肝穿刺活检，从而避免误诊。

※ 病例启示

HAML 边界清晰，形态规则，呈类圆形，内部虽回声不均，但无瘤中之瘤的征象，仅具有片状高回声（可能为脂肪组织），亦无液化坏死区；CDFI 检测肿块周边及内部虽有较多的血流信号，但血管形态尚规则，无纤曲扩张的血管，频谱多普勒检测不具备高阻血流信号。结合超声造影，动脉期该团块与肝实质基本同步增强，呈中等强化，强化尚均匀，门脉期及延迟期其内强化程度与肝实质相近，晚于或与肝实质基本同步消退，不似肝癌病灶增强后"快进快出"表现。

（魏淑萍　杨　斌）

第四节　肝淋巴瘤

※ 病史

患者男性，46 岁，于 2 个月前于外院体检，行腹部 CT 平扫检查提示肝占位（具体报告未见），未予治疗，后无明显诱因下出现发热，体温最高至 39.8℃，伴咳嗽，无皮疹，无关节痛，无头晕头痛，无腹痛腹胀，无恶心呕吐。给予抗感染、补液、退热等对症治疗后仍有反复发热，临床诊断"肝占位、乙型肝炎"。患者入院时精神差，体力下降，食欲睡眠一般，近 2 个月体重下降 6kg。入院后查血常规 C 反应蛋白升高，血生化乳酸脱氢酶升高，乙肝表面抗原阳性，AFP 等肿瘤标志物均正常，患者平素体健，既往有慢性乙型病毒性肝炎"大三阳"病史，否认结核等传染病史，否认外伤、输血史。

※ 体格检查

患者腹部平坦，腹式呼吸存在，无腹壁静脉曲张，未见肠型及蠕动波，全腹无压痛及反跳痛，未触及包块，肝脾肋下未及，未触及胆囊，"Murphy 征"阴性。腹部鼓音区正常，无移动性浊音。肝区无叩击痛，胆囊区无叩痛，听诊肠鸣音正常，未闻及振水音及血管杂音。

※ 常规超声

肝内回声均匀，血管纹理清楚，肝右叶见一大小约 143mm×105mm 的低回声团块，边界尚清，周边可见低回声环，内回声欠均匀，CDFI 示其内可见少许点状彩色血流信号（图 1-4-1，图 1-4-2）。

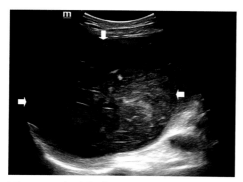 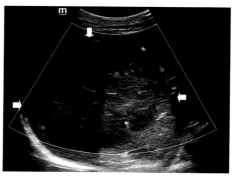

图 1-4-1　灰阶超声：肝右叶见一低回声团块（↑），大小约 143mm×105mm，边界尚清晰，周边可见低回声环，内回声欠均匀

图 1-4-2　CDFI：肝右叶团块内可见少许点状彩色血流信号（↑）

※ 超声造影

经外周静脉团注造影剂后，动脉期肝右叶之团块早于肝实质增强，呈中等强化，强化不均匀，强化后边缘可见包膜，门脉期及延迟期其内强化早于肝实质消退，呈"快进快出"表现（图 1-4-3 ～ 图 1-4-5 ）。

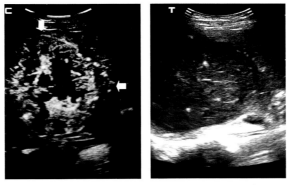

图 1-4-3　超声造影：动脉期肝右叶之团块早于肝实质增强（↑）

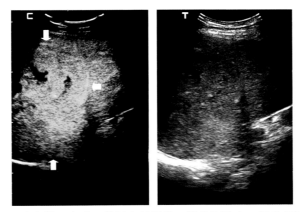

图 1-4-4　超声造影：动脉期肝右叶团块呈中等强化，强化不均匀，强化后边缘可见包膜（↑）

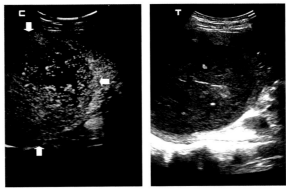

图 1-4-5　超声造影：门脉期及延迟期团块强化程度低于肝实质，呈"快进快出"表现（↑）

综合常规超声及超声造影结果，患者肝右叶见一大小约 143mm×105mm 的低回声团块，边界尚清，内回声欠均匀，CDFI 示其内可见少许彩色血流信号。超声造影动脉期肝右叶之团块早于肝实质增强，呈中等强化，强化不均匀，强化后边缘可见包膜，门脉期及延迟期其内强化早于肝实质消退，呈"快进快出"表现。患者 AFP 正常，但既往有慢性乙型病毒性肝炎病史，不能排除恶性肿瘤。

※ 超声提示
肝右叶实性占位，考虑恶性可能。

※ 腹部 CT
肝脏大小、形态正常，肝右叶见团状混杂密度影，边缘可见包膜，直径约 117mm，动脉期强化程度低于正常肝实质密度，其内见斑片状低密度影，静脉期及延迟期仍低于正常肝实质密度，腹膜后见一肿大淋巴结。提示：肝右叶占位，考虑肝癌可能性大，伴腹膜后淋巴结肿大，建议进一步检查（图 1-4-6 ～ 图 1-4-8）。

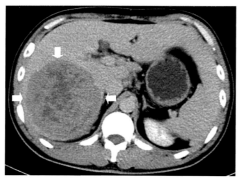

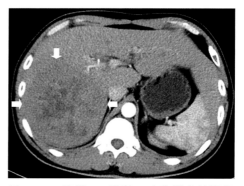

图 1-4-6　腹部 CT 平扫：肝右叶见团状混杂密度影（↑），边缘可见包膜，直径约 117mm

图 1-4-7　腹部 CT 增强：动脉期病灶强化程度低于正常肝实质密度，其内见斑片状低密度影（↑）

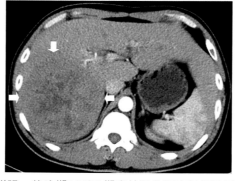

图 1-4-8　腹部 CT 增强：静脉期及延迟期病灶强化程度仍低于正常肝实质密度（↑）

※ 术中所见

腹腔内见少量清亮腹水、肝肿大，左肝明显，边缘稍钝，无肝硬化结节，肝右叶（Ⅵ、Ⅶ段及部分Ⅷ段）可触及一质硬巨大肿块，最大直径约 25cm，包膜完整，界限清楚，挤压右肾，标本剖检，剖面呈黄白色鱼肉样改变。

※ 鉴别诊断

肝 B 细胞淋巴瘤须与原发性肝癌、肝脓肿、肝转移瘤等鉴别。

◆ 原发性肝癌：患者多有肝炎病史，超声造影表现为动脉期快速强化，增强时间早于肝实质，门静脉期及延迟期强化程度低于肝实质，呈"快进快出"表现。

◆ 肝脓肿：呈单房或多房性脓腔，壁明显强化，病灶内见液性暗区，增强后内部见无增强区，边缘锐利清晰可辨，且大多具有较典型的临床症状。

◆ 肝转移瘤：肝转移癌数目会更多，增强更不均匀，坏死液化区更大，同时肝转移癌多存在原发肿瘤史或手术史。

※ 最终诊断

肝高级别 B 细胞淋巴瘤（伴大片坏死，肿瘤细胞侵犯肝实质）。

※ 分析讨论

肝淋巴瘤包括原发性肝淋巴瘤（primary hepatic lymphoma，PHL）和继发性肝淋巴瘤（secondary hepatic lymphoma，SHL）两种，临床上少见。诊断为 PHL 的标准主要包括：临床症状主要由肝浸润引起；无其他组织、器官侵犯及远处淋巴结肿大；骨髓象正常且无外周白细胞浸润，常表现为单发。而初诊时除肝脏病变外，合并存在其他淋巴结或淋巴组织浸润的为 SHL，常表现为多发，本例患者符合 PHL 的诊断标准。PHL 发病率约占结外淋巴瘤的 0.4%，占肝恶性肿瘤的 0.1%，可发生于任何年龄，以中年男性多见。PHL 的常见临床表现为发热、消瘦、盗汗、右上腹部胀痛等。临床研究发现，大多数 PHL 患者血清乳酸脱氢酶表达水平升高，因此认为其可作为 PHL 诊断的敏感指标，而 AFP、癌胚抗原等肿瘤标志物对 PHL 则无诊断意义。本例患者以发热为主要症状，且血清乳酸脱氢酶表达水平升高，与文献报道一致。由于本病十分少见且不易被认识，同时其临床表现、实验室及影像学检查缺乏特异性，因此极易误诊，往往误诊为原发性肝癌或转移性肿瘤，确诊有赖于组织病理学检查。PHL 的病因及发病机制可能与免疫系统异常有关，也可能与乙肝病毒或丙肝病毒诱发的慢性活动型肝炎长期炎症刺激诱导肝内细胞恶变有关。其治疗有多种选择，可联合或单独应用外科手术、全身化疗及局部放疗，目前联合应用手术和化疗仍是治疗腹部淋巴瘤最为有效的方法。一般认为，PHL 预后要好于原发性肝癌，故应争取早期确诊并采取积极的治疗方法。

结合文献，PHL 在超声上常表现为单发或多发低回声，单发者边界尚清，多发或弥漫者边界多不清，肿块小者回声多均匀，大者回声多不均匀，形态规则或不规则，内部血流信号可多可少。由于 PHL 是以动脉系统供血为主，所以会出现动脉期增强，门静脉期消退，延迟期廓清的模式，本例超声及 CT 提示：肝实性占位，且患者有"大三阳"病史，虽查 AFP 阴性，但超声造影表现为病灶灌注消退快，符合肝恶性肿瘤的造影特点，这种模式同原发性肝癌的造影增强模式非常相似，而患者临床出现发热症状，考虑到也存在肿瘤性发热的可能，因此原发性肝癌也不能排除，但原发性肝癌具有增强更不均匀，形态更不规则，同时可伴有门静脉瘤栓及多发卫星灶等特点，应同时结合病史、肿瘤标志物等内容进行鉴别诊断。

※ 经验教训

当临床发现肝脏肿瘤，特别是对于临床上有肝炎病史，CEA、AFP 阴性且怀疑肝癌的患者，如具有发热、盗汗、体重减轻、乳酸脱氢酶增高等表现时，要警惕 PHL 或 SHL，应建议行超声引导下穿刺活检。为患者在临床治疗以及合理用药上提供重要佐证，推进患者病情的治疗，提高治疗效果。

※ 病例启示

肝脏淋巴瘤超声造影表现以"快进快退"为主要特点，类似于其他肝脏恶性肿瘤的超声造影特征，在诊断时结合灰阶超声、超声造影、临床症状及其他相关临床资料进行综合分析，可以提高肝淋巴瘤的诊断率。

（魏淑萍　杨　斌）

第五节　肝内胆管细胞癌

※ 病史

患者女性，61岁。因"剑突下隐痛1个月余"入院，患者于1个月前无明显诱因下出现上腹部剑突下隐痛，症状较轻，无放射痛，劳累后加重，无恶心、呕吐，无发热、腹痛、腹泻等不适。于我院门诊查B超提示：肝左叶占位伴左叶胆管扩张，脂肪肝。胆囊切除术后，临床初步诊断为"肝左叶占位"。患者平素体健，否认肝炎、结核及疟疾等传染病史，3个月前胆囊切除手术史，否认外伤、输血史。入院后临床检验结果提示：总胆红素及间接胆红素升高，糖类抗原CA125显著升高，AFP及癌胚抗原正常。

※ 体格检查

患者腹部平坦，腹式呼吸存在，无腹壁静脉曲张，未见肠型及蠕动波，上腹部剑突下压痛，无反跳痛，未触及包块，未见异常搏动。肝脾肋下未触及，未触及胆囊，"Murphy征"阴性。腹部鼓音区正常，无移动性浊音。肝上界位于右锁骨中线第五肋间，下界位于右季肋下缘，肝区无叩击痛，胆囊区无叩痛，听诊肠鸣音正常，未闻及振水音及血管杂音。

※ 常规超声

肝内前场回声增强、密集，后场回声衰减；肝左叶可见一大小约43mm×36mm的低回声团块，边界欠清，内回声欠均匀，CDFI示其周边可见彩色血流信号，肝左叶内胆管扩张（图1-5-1，图1-5-2）。

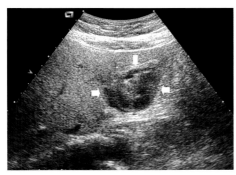

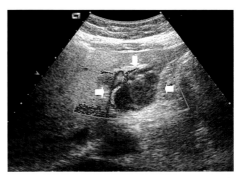

图1-5-1　灰阶超声：肝左叶见一低回声团块（↑），大小约43mm×36mm，边界欠清，内回声欠均匀，肝左叶内胆管扩张

图1-5-2　CDFI：团块周边可见彩色血流信号（↑）

※ 超声造影

经外周静脉团注造影剂后，动脉期肝左叶团块周边与肝实质基本同步显影，团块周边呈环状高强化，强化之壁较厚，边缘欠光整，可见"树枝"状强化向内延伸，团块内部可见大范围类圆形充盈缺损区，门脉期及延迟期团块周边强化减退（图1-5-3，图1-5-4）。

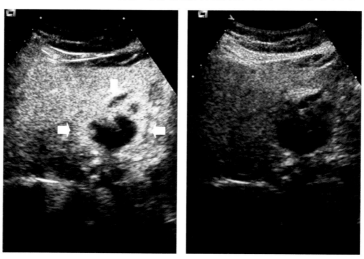

图1-5-3　超声造影：动脉期肝左叶团块周边呈环状高强化，强化之壁较厚，边缘欠光整，团块内部可见大范围充盈缺损区（仐）

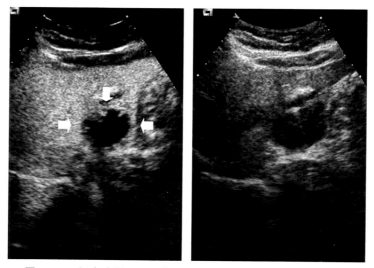

图1-5-4　超声造影：门脉期及延迟期团块周边强化减退（仐）

综合常规超声及超声造影结果，肝左叶见一大小约43mm×36mm的低回声团块，边界欠清，内回声欠均匀，CDFI示其周边可见彩色血流信号，肝左叶内胆管扩张。超声造影后动脉期肝左叶团块周边与肝实质基本同步显影，团块周边呈环状高强化，强化之壁较厚，边缘欠光整，可见"树枝"状强化向内延伸，团块内部可见大范围类圆形充盈缺损区，门脉期及延迟期团块周边强化减退。结合患者临床检验结果，总胆红素及间接胆红素升高，糖类抗原 CA125 显著升高，AFP 及癌胚抗原正常。

※ 超声提示

肝左叶占位伴左叶胆管扩张，考虑胆管源性肿瘤可能。

※ 术中所见

腹腔内无腹水，肝脏表面光滑，边缘锐利，肝左外叶触及肿块，大小约 4cm×4cm，质硬，表面不光滑，界限清楚。胆囊已切除，胆总管无扩张，胰腺表面光滑，胰腺内未及包块，肝十二指肠韧带未及肿大淋巴结。行肝左外叶及肿瘤切除术，切除标本送病理检查。

※ 鉴别诊断

肝内胆管细胞癌须与原发性肝细胞癌、转移性肝癌、肝海绵状血管瘤及肝脓肿鉴别。

◆ 原发性肝细胞癌：增强扫描多呈"快进快出"表现，肝细胞癌侵犯门静脉系统更为常见，胆管少见扩张，如有乙肝、肝硬化病史、AFP 升高等有助于鉴别。

◆ 转移性肝癌：虽多数为环状增强，但较少出现向内树枝状充填，且病灶减退更快，不会出现局部胆管扩张或肝内胆管结石等间接征象。

◆ 肝海绵状血管瘤：强化程度较肝内胆管细胞癌更为显著，且具有周边向中央缓慢向心性增强的强化特征，多不引起肝内胆管扩张和临床症状。

◆ 肝脓肿：呈单房或多房性脓腔，壁明显强化，病灶内见液性暗区，增强后内部见无增强区，边缘锐利清晰可辨，且大多具有较典型的临床症状。

※ 最终诊断

肝内胆管细胞癌。

※ 分析讨论

肝内胆管细胞癌是发生于肝内胆管被覆上皮的恶性肿瘤，是原发性肝癌的一种组织类型，占肝内原发恶性肿瘤的 5%～15%，以肝左叶多见。病因尚未明确，多数学者认为其发病机制与肝内胆管结石和长期炎症刺激有关，致使胆管上皮不典型增生而发生癌变，多数患者无肝炎及肝硬化病史。病理上肝内胆管细胞癌主要由腺癌、纤维组织和凝固性坏死构成。临床表现以上腹痛及腹部包块为主，胆管梗阻时可出现黄疸，临床误诊率较高，被发现时多已处于中晚期，由于其治疗方法和手术方式选择与其他肿瘤不同，因此早期发现和正确诊断十分重要。

常规超声多表现为形态不规则、边界不清的低回声及稍高回声肿块，这是因为癌肿呈浸润性生长，缺乏纤维包膜，肿瘤细胞与纤维组织的比例不同，病灶内部可表现为高低不等的回声，以低回声多见，伴有周围邻近胆管的扩张是其相对具有鉴别意义的典型表现，CDFI 检测到的血流信号多为点状或短线状。超声造影后增强实相表现为"快进快出"，增强过程中可见周边环状增强，并呈"树枝"样或"梳"状向内延伸，达峰值时大多表现为不均匀强化，门脉期和延迟期强化减退，低于周围肝实质。这是因为肿块内部肿瘤细胞少而纤维组织含量丰富、血管分布稀疏，而肿块周边以肿瘤细胞为主，纤维组织少，间质内壁薄，血管较丰富。

本例患者常规超声显示肝左叶见一低回声团块，边界欠清，内回声欠均匀，CDFI 示其周边可见彩色血流信号，伴有肝左叶内胆管扩张。超声造影后动脉期肝左叶团块周边与肝实质基本同步显影，团块周边呈环状高强化，强化之壁较厚，边缘欠光整，可见"树枝"状强化向内延伸，团块内部可见大范围类圆形充盈缺损区，门脉期及延迟期团块周边强化减退，因此肝内胆管细胞癌诊断明确。

※ 经验教训

不同超声造影特征的肝内胆管细胞癌在组织病理学上的表现有所不同，具有特征性的超声造影有较高的诊断价值，但对于无胆管扩张的直径小于 3cm 的肝内胆管细胞癌其临床症状、体征及实验室检查缺乏特异性，术前误诊率较高，尤其在肿瘤显著缺乏血供、合并炎症的病灶更容易误诊，但熟悉常规超声及超声造影特征，并掌握与其对应的病理基础，可提高术前诊断准确率。

※ 病例启示

肝内胆管细胞癌的超声造影表现较为多样化，但超声造影增强的总体模式为"快进快出"，具有一定特征性，熟练掌握有助于鉴别诊断。

（魏淑萍　杨　斌）

第六节　混合型肝癌

※ 病史

患者男性，41 岁。于 1 周前无诱因下出现右上腹部疼痛，伴发热，约 38.7℃，无恶心、呕吐，无胸闷、心慌气短，皮肤黏膜未见黄染。遂至当地医院就诊，腹部 CT 提示：肝右叶稍低密度影。患者精神一般，体力正常，食欲可，睡眠正常，患病期间体重下降 3.5kg，大、小便正常。既往肝炎病史。临床初步诊断为"肝右叶占位"。

※ 体格检查

腹部平坦，腹壁静脉无扩张，未见肠形及蠕动波，未见异常搏动。触诊右上腹部轻度压痛，肝肋下可触及，约 1cm，腹肌不紧张，无压痛反跳痛，无液波震颤，叩诊鼓音区范围正常。移动性浊音（–），肝上界位于右锁骨中线上平第五肋间。

※ 肿瘤标志物

糖类抗原中 CA50、CA242、CA199、CA153、CA125 均增高，癌胚抗原、AFP、CA724 正常。

※ 常规超声

肝右叶内见一等回声团块，大小约 81mm×64mm，边界尚清，可见"声晕征"，形态尚规则，CDFI 示其内可见彩色血流信号（图 1-6-1，图 1-6-2）。

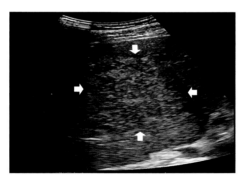

图 1-6-1　二维超声：肝右叶见一等回声团块，与周围组织边界清晰，外周可见环形低回声细带，即"声晕征"，形态呈类圆形（个）

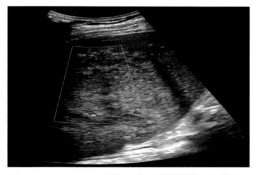

图 1-6-2　CDFI：团块内部见短线样血流信号

※ 超声造影

团注造影剂后：于 11 秒左右肝右叶团块早于肝实质开始显影，由周边向中央增强，呈环状高增强，内部可见网格状充盈缺损区，延迟期团块周边强化减退，造影后大小约 89mm×74mm（图 1-6-3 ～ 图 1-6-5）。

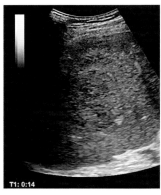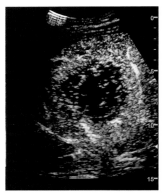

图 1-6-3　超声造影：团注造影剂后，肿瘤周边开始强化，周边滋养血管网显示清晰，部分伸入其内

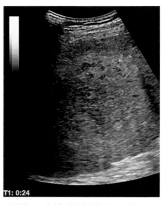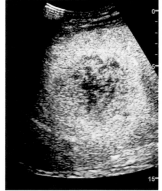

图 1-6-4　超声造影：肿块整体增强不均匀，周边环状高增强，内部可见网格状充盈缺损区

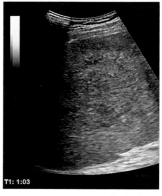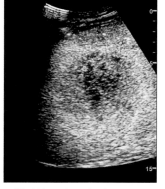

图 1-6-5　超声造影：延迟期肿块周边强化减退

该团块整体表现为"快进快出"，为较典型的肝癌增强模式。

※ 超声提示

肝右叶实性占位，考虑为肝癌可能。

※ 腹部 MRI

肝右叶可见多发肿块影，较大者约 112mm×98mm，增强扫描可见明显不均匀强化，呈"快进快出"强化方式，动脉期强化明显，静脉期、延迟期强化减低。

诊断 肝脏多发占位，考虑肝癌并肝内转移可能性大（图 1-6-6～图 1-6-8）。

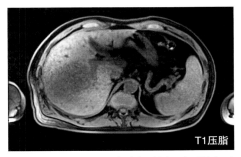 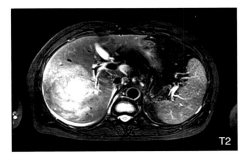

图 1-6-6　MR T$_1$WI 脂肪抑制序列：肝右叶　　图 1-6-7　MR T$_2$WI：肿块呈等、高混杂信号
多发肿块影呈稍低信号

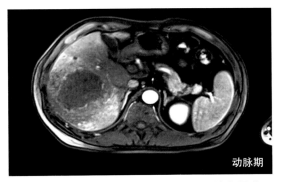

图 1-6-8　MR 增强扫描：可见明显不均匀强化

※ 腹部 CT

肝右叶见大片状低密度影，边界欠清，较大者约 104mm×80mm，增强后不均匀强化，边缘强化明显，其旁见多发类圆形低密度影，边界欠清，增强后边缘强化明显。

诊断 肝右叶病变，考虑原发性肝癌伴肝内多发转移（图 1-6-9～图 1-6-11）。

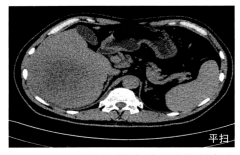

图1-6-9　CT平扫：肝右叶大片状低密度影，边界欠清

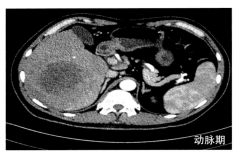

图1-6-10　CT增强扫描动脉期：肿块边缘强化明显

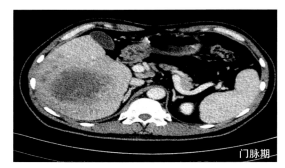

图1-6-11　CT增强扫描门脉期：强化减退

※ 病理诊断

肝占位穿刺活检组织：中—低分化腺癌伴坏死，结合免疫组化标记倾向肝细胞与胆管混合性癌。

※ 鉴别诊断

大多数原发性肝癌表现出较典型的超声特征，包括其内部特征、"声晕征"、合并肝硬化、周围继发改变及CDFI表现等。一般需要与肝血管瘤、肝脓肿、转移性肝癌等疾病鉴别。

◆ 肝血管瘤：肝血管瘤内部回声多呈网格状，外周有高回声带环绕。肝血管瘤无"声晕征"，多数不合并肝硬化，周围组织无继发性改变。CDFI检查，肝血管瘤多数无血流信号。超声造影多表现为"慢进慢出"的特点。本例肝右叶团块周边可见明显"声晕征"，内部可探及彩色血流信号，造影表现为"快进快出"，故排除血管瘤。

◆ 肝脓肿：早期肝脓肿或液化不全且脓液黏稠时超声表现为低回声病变，具有肝癌的特征。肝脓肿不合并肝硬化，病灶后方回声增强，内部多无血流信号。肝脓肿患者可有发热、畏寒、明显的肝区疼痛等临床症状，短期治疗后病灶常有缩小。本例患者具有相似临床症状，但超声表现为内部回声均匀的等回声团块，后方回声无变化，CDFI检查可见血流，与肝脓肿的表现具有很大的差异性。

◆ 转移性肝癌：多不合并肝硬化，病灶常常表现为多发，常表现为"群集征"，高回声病灶可表现出特征性的"牛眼征"，患者若有其他部位的癌肿也有助于诊断。

※ 分析讨论

混合型肝癌是原发性肝癌的一种，是指患者肝脏单个瘤体内同时含有肝细胞癌和胆管细胞癌两种组织成分，其发病率远远低于肝细胞肝癌和胆管细胞癌。目前，混合型肝癌的影像学表现及诊断尚不明确，与其它两种原发性肝癌的表现有相似之处。原发性肝癌的诊断主要依靠血液检查和影像学表现。AFP 对原发性肝癌有一定的诊断价值，临床上约 30% 的肝癌患者 AFP 为阴性。影像学手段包括超声、CT、MRI 及选择性腹腔动脉或肝动脉造影检查等。原发性肝癌在二维超声上的表现具有多样性，形态可为圆形、椭圆形、分叶状或不规则形，大小不等，内部回声可为低回声、等回声、高回声或混合回声，边界可清晰或不清晰，可有继发征象（如周围血管受压、胆管受压、肝内多发转移卫星灶、静脉内瘤栓等）。CDFI 表现为癌灶内血流呈线条状、分支状、簇状或网篮状，边缘的肿瘤血管可绕行或呈环状。超声造影成像模式常表现为典型的"快进快出"现象，病灶较大时可出现充盈缺损区。超声造影的一个优势是在延迟期进行全肝扫查时可发现常规超声未能显示的卫星病灶，常表现为低弱的回声。增强 CT 和增强 MRI 具有相似的诊断价值，均常表现为"快进快出"的增强模式。该病的最终诊断仍是依靠手术或超声引导下粗针穿刺获取病理学结果。

本例患者有明显的肝区疼痛伴发热、消瘦等临床症状，常规超声检查表现为大小约 81mm×64mm、界尚清、呈类圆形的等回声团块，可探及短线样彩色血流信号。超声造影、增强 CT、增强 MRI 均表现为"快进快出"的不均匀增强模式，符合原发性肝癌的特征。该患者最终病理为肝细胞与胆管混合性癌。因考虑到肝内肿瘤较大，且存在多发肝内转移，临床评估暂无外科手术切除指征，最后行肝癌经肝动脉化疗栓塞术。

※ 经验教训

本例患者有较明显的临床表现，结合病史、影像学检查，基本确定肝内肿瘤的性质，即原发性肝癌。大多数原发性肝癌主要是肝动脉供血，因此，在超声造影、增强 CT 或增强 MRI 中常表现为"快进快出"高强化，若肿块较大时内部可见不均匀增强或液化坏死区。该病须与肝血管瘤、肝脓肿、转移性肝癌等相鉴别。但原发性肝癌中混合型肝癌难以与其它两种类型鉴别，仍需组织学穿刺确诊。

（张一丹　杨　斌）

第七节 胆总管腺癌

※ 病史

患者女性，65 岁，因"皮肤巩膜黄染伴发热 1 个月余"入院，外院腹部 MRI 检查提示：胆总管及胆总管上段占位（胆管癌可能性大），予以保肝等对症支持治疗，患者皮肤巩膜黄染未见明显好转，临床拟"阻塞性黄疸"收入院，患者入院时精神差，体力减退，食欲降低，睡眠差，体重较 1 个月前减轻 6kg，大便陶土色，小便浓茶色。既往平素体健，否认肝炎等传染病史，既往冠心病 5 年，否认手术、外伤、输血史。入院后临床检验结果提示：血生化胆红素升高，肿瘤标志物正常。

※ 体格检查

患者皮肤可见明显黄染，腹部平坦，腹式呼吸存在，无腹壁静脉曲张，未见肠型及蠕动波，全身无压痛及反跳痛，未触及包块，肝脾肋下未及，未触及胆囊，"Murphy 征"阴性。腹部鼓音区正常，无移动性浊音。肝上界位于右锁骨中线第五肋间，下界位于右季肋下缘，肝区叩击痛（-），听诊肠鸣音正常，未闻及振水音及血管杂音。

※ 常规超声

肝内胆管扩张，呈"平行管征"，胆总管上段扩张，较宽处约 19mm，上段见一大小约 43mm×20mm 的等回声团块，形态不规则，边界欠清楚，CDFI 示其内可见较丰富彩色血流信号（图 1-7-1，图 1-7-2）。

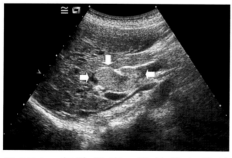

图 1-7-1　灰阶超声：胆总管上段扩张，较宽处约 19mm，上段见一大小约 43mm×20mm 的等回声团块（↑），形态不规则，边界欠清楚

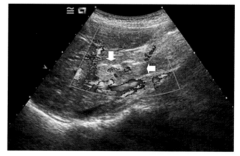

图 1-7-2　CDFI：胆总管上段团块内可见较丰富彩色血流信号（↑）

※ 超声造影

经外周静脉团注造影剂后，动脉期胆总管上段内团块略早于肝实质显影，呈高强化，强化欠均匀，延迟期团块内造影剂早于肝实质消退（图 1-7-3，图 1-7-4）。

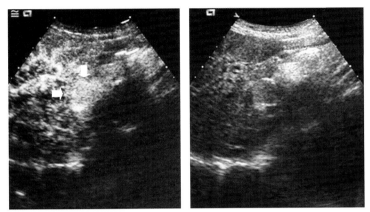

图 1-7-3　超声造影：动脉期胆总管上段内团块略早于肝实质显影，呈高强化，强化欠均匀（↑）

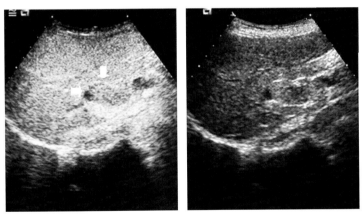

图 1-7-4　超声造影：延迟期胆总管上段内团块内造影剂早于肝实质消退，呈低强化（↑）

综合常规超声及超声造影结果，肝内胆管扩张，胆总管上段扩张，内见一大小约 43mm × 20mm 的等回声团块，形态不规则，CDFI 示其内可见彩色血流信号。超声造影动脉期胆总管上段内团块略早于肝实质显影，呈高强化，强化欠均匀，延迟期团块内造影剂早于肝实质消退。

※ 超声提示

胆总管上段占位伴肝内胆管及胆总管扩张，考虑胆管癌可能。

※ 术中所见

患者于局麻下选择腋中线8、9肋间为穿刺点，穿刺右侧肝胆管分支，注入造影剂显示肝内胆管扩张明显，肝总管及左右肝管近端、胆总管内充满肉芽样软组织，左右肝管无明显相通，胆总管下段约2cm无阻塞，行经皮肝穿刺胆道引流。胆道脱落组织病理送检。

※ 鉴别诊断

胆管癌须与胆管结石、胆管内沉积物、肝肿瘤相鉴别。

◆ 胆管结石：胆管癌的肿块多为中等回声，后方无声影，CDFI可检出血流信号，超声造影可见增强，而结石多为强回声，后方伴声影，超声造影后无增强。

◆ 胆管内沉积物：当肝外胆道梗阻时，扩张的胆道内可出现块状或絮状的胆泥，特别是当胆道内有积脓时，较稠的脓栓常附于胆管壁，产生类似软组织沉积的声像图，改变体位，观察是否有移动可鉴别。

◆ 肝肿瘤：近肝门部的肝肿瘤，由于瘤体小、周边有声晕，当其压迫肝外胆管导致胆道明显扩张时，极易将胆管外的肿瘤看作胆管内的肿瘤，需多切面扫查。

※ 最终诊断

胆总管腺癌。

※ 分析讨论

胆管癌通常指源于主要肝管和肝外胆管的恶性肿瘤。发病率男性多于女性。胆管癌好发于肝门部、左右肝管汇合处、胆囊管与肝总管汇合处以及壶腹部。胆管癌起病隐袭，主要症状为无痛性黄疸，进行性加重，常伴有上腹痛、发热和消化不良等症状。约一半的患者有胆囊肿大，晚期可出现陶土样便、肝大、门脉高压、腹水等。胆管癌肿常环绕胆管浸润生长，使胆管腔变窄或闭塞。临床常应用CT、MRI及磁共振胰胆管造影（magnetic resonance cholangiopancreatography，MRCP）等方法进行术前定性诊断，但由于具有放射性、价格昂贵等原因难以作为常规检查手段。

超声检查是胆管癌的首选检查方法，常规超声表现为病灶以上胆系扩张，呈"平行管征"，在扩张的胆管内见稍低或中等回声的结节，呈球形或乳头状，与胆管壁分界不清，位置固定，后方无声影，病变部位胆管壁不规则增厚、回声增强，扩张的胆管突然被截断，或逐渐变细，呈"鼠尾"状，CDFI在病灶内可检出血流信号，超声造影表现为动脉期增强，静脉期消退，边界清晰可见，同时还可确定肿瘤大小。超声造影较常规超声检查的诊断准确性高，可显示病灶内微血管灌注及周围组织侵犯情况，为定性诊断提供更有价值的信息。

本例患者临床症状较典型，超声造影后动脉期胆总管上段内团块略早于肝实质显影，呈高强化，强化欠均匀，延迟期团块内造影剂早于肝实质消退，呈"快进快出"的造影表现。超声造影准确显示了肿块内的血流灌注特征，有助于明确诊断。

※ 经验教训

超声检查是诊断肝外胆管癌的首选方法，但 CDFI 检查难以显示肿块内的微小血流信号，而超声造影可显示病灶内的微血流灌注情况，为定性诊断提供有用的信息，提高诊断及鉴别诊断的准确性，同时也有利于观察病灶的范围，本例患者临床症状较典型，常规超声检查有利于发现一些直接征象和间接征象，超声造影有助于更准确地显示病变内部血流特征。但对于临床表现不典型，确诊存在困难时，还应结合其他检查如 CT 或 MRI 等。

※ 病例启示

超声造影很大程度上提高了超声在肝外胆道梗阻病变病因诊断上的准确度，尤其是非结石的病变中，弥补了常规超声的不足，增强了超声对此类病变的诊断信心，但需全方位了解常规超声及超声造影的声像图特点，综合分析，才能得出全面、准确的诊断结果。

（魏淑萍　杨　斌）

第八节　胰头癌

※ 病史

患者女性，49岁。因"反复中上腹胀痛不适伴皮肤巩膜黄染2个月余"入院。患者无寒战、发热，无头昏、乏力等不适。外院腹部CT检查提示：胰头占位伴肝内胆管扩张，经保守治疗后症状无明显缓解，病程中患者体重减轻10kg。临床初步诊断为"胰头肿瘤伴梗阻性黄疸"。患者既往体质一般，否认肝炎等传染病史，否认手术、输血史。入院检验结果提示：总胆红素、未结合胆红素及结合胆红素均升高，CA50、CA242及CA199均升高。

※ 体格检查

患者腹部平坦，上腹部轻压痛，可触及一质硬包块，无压痛及反跳痛，肝脾肋下未及，肝—颈静脉回流征阴性，肝区叩击痛（－），听诊肠鸣音正常，未闻及振水音及血管杂音。

※ 常规超声

胰头部见大小约21mm×27mm的低回声团块，边界欠清，形态欠规则，CDFI未见明显彩色血流。肝内胆管扩张，呈"平行管征"，胆总管扩张，内径约13mm，胰管扩张，较宽处7mm（图1-8-1，图1-8-2）。

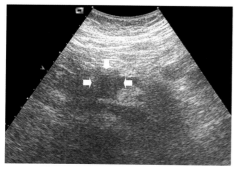
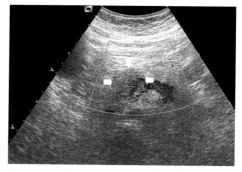

图1-8-1　灰阶超声：胰头部见大小约21mm×27mm的低回声团块（↑），边界欠清，形态欠规则

图1-8-2　CDFI：团块内未见明显彩色血流（↑）

※ 超声造影

经外周静脉团注造影剂后，胰头部团块略晚于胰腺实质显影，呈偏低强化，强化欠均匀，强化后边界欠清，增强晚期团块内造影剂略早于胰腺实质消退（图1-8-3，图1-8-4）。

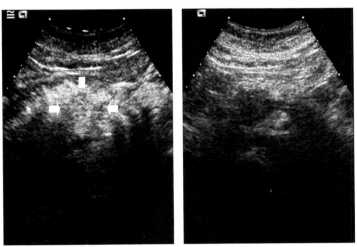

图 1-8-3　超声造影：增强早期胰头部团块略晚于胰腺实质显影，呈偏低强化，强化欠均匀（↑）

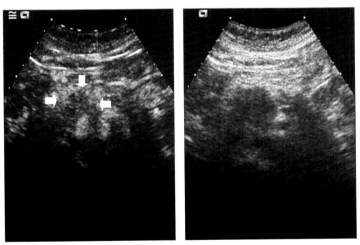

图 1-8-4　超声造影：增强晚期团块内造影剂略早于胰腺实质消退（↑）

综合常规超声及超声造影结果，胰头部见一低回声团块，边界欠清，形态欠规则，同时有低位胆道梗阻，超声造影后肿块呈偏低强化，强化欠均匀，增强晚期团块内造影剂略早于胰腺实质消退。且患者有梗阻性黄疸症状，胆红素升高，CA50、CA242 及 CA199 均升高。

※ 超声提示

胰头部实性占位伴低位胆道梗阻，考虑胰腺癌。

※ 腹部 CT

胰头似见一小斑片状稍低密度影，边界不清，增强扫描轻度强化，密度稍低于周围胰腺实质，胰腺体尾部萎缩，主胰管明显扩张，肝内外胆管、胆总管明显扩张，肝内胆管呈"软藤"状改变，胆总管径约 12mm，远端截断。提示：胰头占位，考虑胰腺癌可能，继发低位胆道梗阻（图 1-8-5，图 1-8-6）。

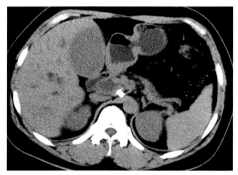 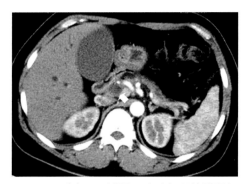

图 1-8-5　腹部 CT 平扫：胰头部见一小斑片状稍低密度影，边界不清（↑）　　图 1-8-6　腹部 CT 增强：胰头部团块增强扫描轻度强化，密度稍低于周围胰腺实质（↑）

※ 术中所见

腹腔内无腹水，肝略大，明显淤胆，未及明显结节。胆囊水肿，张力不高，约 10cm×3cm 大小，壁厚明显，锐性分离腹腔内粘连，肝十二指肠韧带肝总动脉处可及明显淋巴结肿大，胆总管右后有数枚淋巴结。分离十二指肠外侧，内翻十二指肠及胰头，扪查胰腺头颈部可及一较大肿块，质硬，界不清，直径约 5cm，侵及门静脉矢状部，并越过门静脉主干左缘 2cm 侵及脾动脉主干及脾静脉主干，与系膜根部无粘连。切除肿块送病检。

※ 鉴别诊断

胰腺癌须与慢性胰腺炎、胰岛细胞瘤、胆管癌或壶腹癌等相鉴别。

◆ 慢性胰腺炎：慢性胰腺炎所致的局限性炎性肿块与局限性胰腺癌的癌性肿块声像图有一定的相似之处，胰腺癌内部回声多呈低回声，大部分后方回声衰减。慢性胰腺炎的炎性肿块多呈高回声，一般无后方回声衰减。胰腺癌常压迫或浸润胆总管，引起梗阻以上部位的肝内外胆管扩张和胆囊增大。慢性胰腺炎的炎性肿块很少压迫肝外胆管。

◆ 胰岛细胞瘤：功能性胰岛细胞瘤有低血糖症状等临床表现。肿瘤常发生于胰体尾部，大多较小，有包膜，边缘清楚、光整，内部呈均匀的弱、低回声。非功能性胰岛细胞瘤常表现为高低混杂的回声，须与混合回声型胰腺癌鉴别。前者多发生于胰体尾部，边缘规则，一般无胰胆管扩张。

◆ 胆管癌或壶腹癌：早期因解剖部位不同较易鉴别，晚期病灶增大，相互浸润、融合，以致解剖关系紊乱，鉴别极为困难，必须结合其他影像学检查和临床表现。

※ 最终诊断

胰头中分化腺癌。

※ 分析讨论

胰腺癌是胰腺最常见的、发生于胰腺外分泌腺的恶性肿瘤。临床以 40～60 岁男性多见，临床症状主要有上腹部疼痛或不适、腰背痛、厌食、进行体重减轻，有时可摸到上腹部肿块，也可有腹水。胰头癌入院时约 85% 已有阻塞性黄疸。胰腺癌发生在胰头部位最多，占 60%～75%，发生于胰体、胰尾部者占 25%～30%，发生在全胰的仅 5%～6%。胰头癌常阻塞、压迫或浸润胆总管下端引起胆总管扩张、胆囊肿大及肝内胆管扩张。

胰腺癌直接征象是癌肿轮廓向外突起，或向周围呈"蟹足"样或"锯齿"样浸润，小胰腺癌以低回声多见，较大的多数仍为低回声，部分因瘤体出血、坏死或液化出现不均匀的混合回声。胰腺癌后方回声常衰减。间接征象是可引起梗阻以上部位的肝内外胆管扩张和胆囊增大，以及压迫阻塞主胰管，如胰头癌挤压下腔静脉可引起下腔静脉移位、变形、管腔狭窄、远端扩张，甚至被阻塞中断。胰腺癌也可引起早而广泛的淋巴系统转移。由于胰腺癌是一种乏血供的肿瘤，肿瘤组织有不同分化程度的导管样结构，伴有较多纤维组织增生，而腺体组织明显减少，肿瘤细胞散在分布于纤维间质和周围组织中，以致于肿瘤组织微血管少于正常胰腺组织。超声造影多表现为不均匀低增强，增强晚于周围胰腺实质，消退略早于周围胰腺实质。本例胰头部团块略晚于胰腺实质显影，呈偏低强化，增强晚期团块内造影剂略早于胰腺实质消退。超声造影能动态实时地反映器官组织及病灶内微血管分布情况，能够帮助鉴别良恶性胰腺占位性病变，能更准确地显示占位性病变的范围。

※ 经验教训

由于胰腺占位性病变组织学呈多样性，超声造影表现也较为多变且相互交叉，故其对此类病变定性诊断价值依然有限，容易误诊，有的局灶性胰腺炎由于病程较长，病灶内纤维成分较多，也可表现为低增强，因此与胰腺癌较难鉴别，此时可结合 CT、MRI、相关肿瘤标志物及临床症状和体征综合判断。

※ 病例启示

超声检查是筛查胰腺占位性病变的重要方法，但常规超声在胰腺良恶性病变鉴别诊断中的作用有限，超声造影检查能观察到病变内的血流灌注信息，对胰腺良恶性占位性病变的鉴别诊断有一定的临床价值。

（魏淑萍 杨 斌）

第九节　胰体尾癌

※ 病史

患者女性，62 岁。因单位体检行超声检查，发现胰腺体尾部占位，患者精神尚可，体力正常，食欲一般，睡眠一般，体重 1 年减少 15kg。癌胚抗原 11.690ng/ml，偏高。临床初步诊断为"胰体尾部肿瘤"。

※ 体格检查

腹部稍隆起，腹软，全腹无明显压痛、反跳痛，移动性浊音（–），双下肢未见明显浮肿。

※ 常规超声

胰腺体尾部见一大小约 59mm×43mm 的低回声团块，边界欠清，形态不规则，CDFI 示周边及其内可见少许彩色血流信号（图 1-9-1，图 1-9-2）。

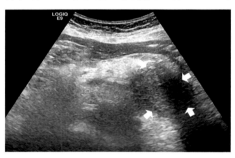 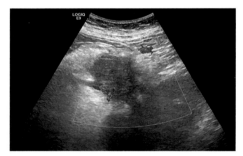

图 1-9-1　二维超声：胰腺体尾部见一低回声团块，与周围组织边界欠清，形态不规则（↑）

图 1-9-2　CDFI：团块周边及内部见少许血流信号

※ 超声造影

团注造影剂后：于 17 秒左右胰体尾处团块开始显影，晚于胰腺实质显影，呈稍低增强，强化不均匀，消退期早于胰腺实质消退，整体呈"慢进快退"，低增强，造影后该团块与周围组织无明显边界（图 1-9-3，图 1-9-4）。

观察该团块的超声造影模式，提示：胰体尾部乏血供肿瘤，符合恶性肿瘤特征。

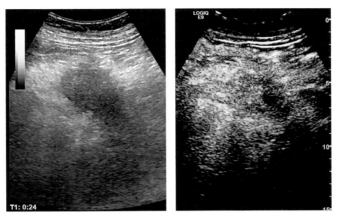

图 1-9-3　超声造影：团注造影剂后，晚于胰腺实质开始显影，呈低增强，内部强化不均匀

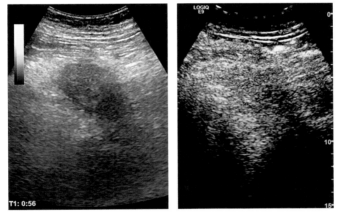

图 1-9-4　超声造影：该团块消退早于胰腺实质，造影后与周围组织分界不清

※ 超声提示

胰体尾部实性占位，考虑为胰腺癌。

※ 腹部 MRI

胰体尾部可见一不规则软组织肿块影，边缘欠清，大小约 69mm×47mm，增强后肿块轻度强化，包绕周围血管生长，周围见多发大小不等的淋巴结影，脾动脉局部狭窄闭塞，脾脏内见片状低密度影，边界欠清，增强后病变区，强化程度较邻近脾脏实质减低。

诊断　①胰腺体尾部占位，考虑为胰腺癌；②脾动脉局部狭窄闭塞，继发脾脏梗死可能（图 1-9-5 ～ 图 1-9-7）。

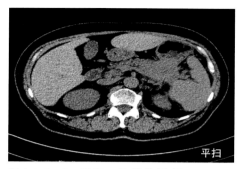

图 1-9-5　CT 平扫：胰腺体尾部可见一不规则软组织肿块影，边缘欠清

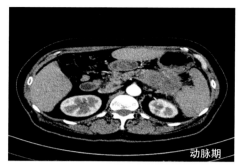

图 1-9-6　CT 增强扫描动脉期：肿块轻度强化，包绕周围血管生长

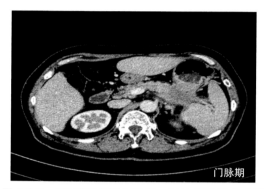

图 1-9-7　CT 增强扫描门脉期：肿块增强程度减低

※ 术中所见

打开胃结肠韧带，掀起胃体部，即见胃体后方小弯侧与胰体尾巨大肿瘤致密粘连，侵犯范围广，近端距贲门约 3cm，远端邻近胃角下缘。胰腺体尾部肿瘤质硬，界不清，约 6cm×5cm，内侧缘距离门静脉主干约 2cm，瘤体后方侵及左肾包膜及左侧肾上腺，突出胰腺包膜外，部分侵及横结肠系膜根部左缘，周围淋巴结无明显肿大。考虑"胰腺体尾部癌并胃壁大部分侵犯"可能，最后行"全胃切除、胰腺体尾切除、脾切除"。

※ 鉴别诊断

胰腺体尾占位除体尾癌外，还包括囊性病变、内分泌肿瘤等，需要相互鉴别。

◆ 胰体尾部囊性病变：主要包括囊腺瘤和囊腺癌，两者均好发于胰腺体、尾部，肿瘤体积较大，圆形或分叶状，有完整的纤维包膜，切面呈"蜂窝"状或"多房"样改变。当胰腺癌出现液化、坏死时，也会表现为囊实性肿块，但胰腺癌囊性部分及分隔不明显。本例在常规超声及超声造影模式下均表现为实性肿块，故可排除囊性病变。

◆ 胰体尾部内分泌肿瘤：多数呈富血供，在常规超声上表现为界限清晰、形态规则、回声均匀的实性肿块，在超声造影下常呈高增强。但该肿块显示边界欠清晰、形态不规则、增强模式为低增强，故可基本排除胰体尾部内分泌肿瘤。

◆ 胃肿瘤：胃后壁肿瘤常侵犯胰腺，饮水后可显示为自胃壁向胃腔内突起的回声不规则增强的肿块，以此与胰腺占位鉴别。

※ 最终诊断

◆ 胰腺（肿物大小为 6cm×3cm×3cm）：中分化腺癌伴坏死，癌组织累及胰腺外纤维脂肪组织并侵犯至胃壁黏膜肌层，可见神经累及；胃上下切缘及胰腺断端切缘均未见癌组织累及；另送横结肠系膜淋巴结病理显示：癌结节 2 枚，胃周淋巴结、第八组淋巴结均未见转移。

◆ 脾脏：轻度淤血性脾大，未见癌转移。

免疫组化示：CK7（3+）、CK19（3+）、肝肠钙粘连蛋白（liver-intestinecadherin，LI-cadherin，又称 CDH17）（3+）、Villin（3+）、表皮生长因子受体（epidermal growth factor receptor，EGFR）（3+）、CA199（1+）、CK20（-）、CDX-2（-）、Ki-67 约 60%。

※ 分析讨论

胰腺癌是一种恶性程度很高的消化道肿瘤，大部分为起源于腺管上皮的导管腺癌，胰腺癌是预后较差的消化道恶性肿瘤之一，主要临床症状有上腹部疼痛或不适、腰背痛、厌食、进行性体重减轻，有时可摸到上腹部肿块。其中有 20%～30% 发生在体尾部，主要症状为肿瘤浸润腹膜后内脏神经鞘所引起的持续性腰背钝痛。胰腺体尾癌在早期常无黄疸等胆道梗阻症状，常表现为腹痛、腰背疼痛、体重减轻，缺乏特异性，故导致确诊时间晚，预后较差。目前主要是通过影像学资料来鉴别诊断胰体尾处的占位，早期主要依靠超声、CT、MRI 等。胰腺癌多为局限性肿块，往往在二维超声上表现为向胰腺外突起、锯齿样浸润的低回声肿块。胰腺癌大多数属于少血供肿瘤，CDFI 显示内部血流稀疏，超声造影表现为低增强。胰体尾癌可使周围的门静脉、肠系膜上静脉和脾静脉受压、移位及闭塞，有时甚至引起淤血性脾大；侵犯到胃壁时，超声显示胰腺与胃壁分界不清。增强 MRI 或 CT 对胰体尾癌同样具有很高的诊断价值，可分析胰体尾部占位对周围组织的侵犯情况。胰腺癌患者的肿瘤标志物 CA19-9、CEA 等可升高。胰腺癌的最终诊断是依靠穿刺或者肿块切除得出的病理学证据。

本例患者无明显上腹部不适、腰背痛、皮肤黄染等症状，因单位体检发现。常规超声检查显示为位于胰腺体尾部、界限欠清、形态不规则的低回声团块，可探及少许彩色血流信号，符合胰腺癌的表现。超声造影表现为"慢进快退低增强"，同样符合胰腺癌的乏血供特征。增强

MRI 提示脾脏局部狭窄闭塞，考虑为受侵可能。查肿瘤标志物发现患者 CEA 指数偏高。根据以上几个方面，考虑患者胰腺体尾部占位为胰腺癌，与最终病理一致。

※ 经验教训

本例患者无明显的临床表现，主要通过影像学检查诊断肿瘤的性质。本例主要是利用超声和 MRI 来分析其性质。常规超声表现为位于在胰腺体尾部、界限欠清、形态不规则的实性肿块，在超声造影中表现为低增强的乏血供，两者均提示为胰腺癌。腹部 MRI 提示：该肿块压迫脾动脉可能。胰腺体尾癌应与胰体尾部囊性病变、胰体尾部内分泌肿瘤进行鉴别。胰腺体尾癌因其解剖位置的关系，还应与胃肿瘤区分。

（张一丹　杨　斌）

第十节 胰腺浆液性微囊性腺瘤

※ 病史

患者女性，62岁。因"体检发现胰腺占位"入院。患者外院CT检查提示：胰腺囊性占位，病程中患者无腹痛、腹胀，不牵涉后背，无畏寒、发热，无恶性、呕吐，无腹泻、便秘等症状。体重减轻约3kg。患者平素体健，否认手术史、外伤史、输血史。入院后检验结果提示：血生化及肿瘤标志物正常。

※ 体格检查

腹稍膨隆，腹壁静脉不明显，未见肠形及蠕动波，中上腹可触及一约5cm×5cm大小的包块，质稍韧，表面光滑，移动性可，未见异常搏动。腹软，未及压痛及反跳痛，无液波震颤，肝脾肋下未及，肝—颈静脉回流征阴性，叩诊呈鼓音。移动性浊音（-），肝区及双侧肾区叩击痛（-）。

※ 常规超声

胰颈体部可见一大小约64mm×69mm的等低无混合回声包块，边界尚清，形态尚规则，内可见小囊性无回声区，CDFI示团块内部及周边可见彩色血流信号（图1-10-1，图1-10-2）。

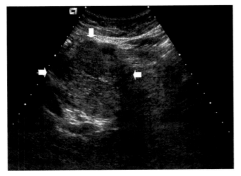 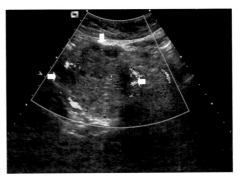

图1-10-1 灰阶超声：胰颈体部见一大小约64mm×69mm的等低无混合回声包块（↑），边界尚清，形态尚规则，内可见小囊性无回声区

图1-10-2 CDFI：团块内部及周边可见彩色血流信号（↑）

※ 超声造影

经外周静脉团注造影剂后，胰颈体部团块略早于胰腺实质显影，呈高增强，强化欠均匀，内可见少许囊性无增强区，增强晚期团块内造影剂略早于胰腺实质消退（图1-10-3，图1-10-4）。

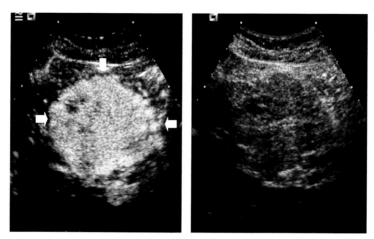

图 1-10-3　超声造影：增强早期胰颈体部团块略早于胰腺实质显影，呈高强化，强化欠均匀，内可见少许囊性无增强区（↑）

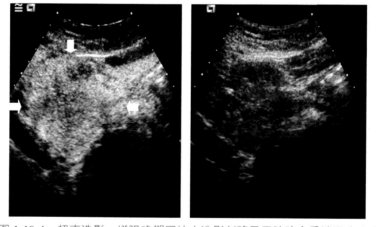

图 1-10-4　超声造影：增强晚期团块内造影剂略早于胰腺实质消退（↑）

　　综合常规超声及超声造影结果，胰颈体部可见一等低无混合回声团块，边界尚清，形态尚规则，超声造影后肿块呈高增强，强化欠均匀，内可见少许囊性无增强区，增强晚期团块内造影剂略早于胰腺实质消退。且患者无腹痛、腹胀，不牵涉后背症状，检验结果显示血生化及肿瘤标志物正常。

※ 超声提示
胰颈体部囊实性占位，考虑囊腺瘤可能。

※ 腹部 CT
胰头区可见一多房囊性肿块影，边界尚清，大小约 67mm×64mm，增强后不均匀强化，实性成分及分隔强化明显，并见多发点状钙化灶，胰腺体尾部外形明显缩小。提示：胰头占位，考虑浆液性囊腺瘤可能，胰体尾萎缩（图 1-10-5，图 1-10-6）。

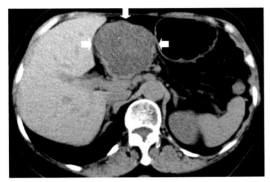 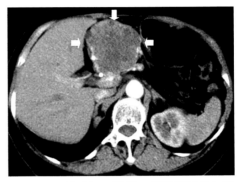

图 1-10-5　腹部 CT 平扫：胰头区见一多房囊性肿块影，大小约 67mm×64mm，边界尚清（↑）

图 1-10-6　腹部 CT 增强：增强后不均匀强化，实性成分及分隔强化明显，并见多发点状钙化灶（↑）

※ 术中所见

肝质软，表面光滑，未及明显结节。胃、十二指肠、全小肠及结肠未见明显异常。打开胃结肠韧带，胰腺颈体部可触及 6cm×4cm 大小的质韧肿块，突出胰腺包膜外。越过门静脉主干约 1cm，但与邻近血管均有疏松间隙可分离，胰腺体尾部近似完全萎缩。切除标本送常规病理检查。

※ 鉴别诊断

胰腺囊腺瘤须与多房性胰腺假性囊肿、胰腺囊腺癌等鉴别。

◆ 多房性胰腺假性囊肿：两者鉴别主要依靠病史。多房性胰腺假性囊肿病人多有外伤或胰腺炎病史，且间隔及囊壁回声多较规则。

◆ 胰腺囊腺癌：胰腺囊腺瘤与囊腺癌从声像图上非常相似，且部分囊腺癌由囊腺瘤恶变而来，因而难以区别，超声造影可显示囊腺癌的囊壁厚薄不均，囊内实质性肿块或壁结节强化。

※ 最终诊断

胰腺体尾部浆液性微囊性腺瘤。

※ 分析讨论

胰腺囊腺瘤是由胰腺导管上皮发生的良性肿瘤，多见于 20～40 岁女性。肿瘤可发生在胰腺各个部分，以体、尾部多见。囊腺瘤生长较慢，早期临床多无症状。小的肿瘤仅在体检时偶尔发现。肿瘤较大时可出现上腹隐痛或钝痛，呈持续性，也可压迫周围脏器引起背痛等。查体，上腹部可扪及肿块，呈圆形或椭圆形，表面光滑，或呈分叶状，但无压痛。胰腺囊腺瘤是胰腺囊性肿瘤中较为常见的肿瘤，分为浆液性囊腺瘤和黏液性囊腺瘤。前者在病理学上又细分为微囊型与大囊型浆液性囊腺瘤。典型的微囊型浆液性囊腺瘤由多个小囊呈蜂窝状构成，囊壁薄而边界尚清，囊内密度呈水样，中央分隔较常见。

大囊型囊腺瘤典型超声表现为多房性的无回声区，边界回声明亮，厚薄不一，无回声区内常有较多的细小回声。间隔回声不规则，或有乳头状强回声向腔内突起。微囊型囊腺瘤囊腔较小，切面内呈蜂窝状结构，有多个小的无回声区。由于囊壁的反射、折射，亦可混有较密而不规则分布的较强回声，类似实性肿块，但病变区后方回声增强，放大图像或用高频探头检查，可显示多发的小圆形液性暗区。如发现肿瘤内同时出现钙化灶强回声并伴有声影时，应考虑有本病的可能。超声造影显示瘤内分隔呈高增强或等增强，瘤内可见无增强区。本例患者无腹痛、腹胀，不牵涉后背症状，检验结果显示血生化及肿瘤标志物正常。综合常规超声及超声造影结果，胰颈体部见一等低无混合回声团块，边界尚清，形态尚规则，超声造影后肿块呈高增强，强化欠均匀，内可见少许囊性无增强区，增强晚期团块内造影剂略早于胰腺实质消退，从而考虑为胰腺囊腺瘤。

※ 经验教训

由于胰腺囊腺瘤临床症状不明显，超声诊断具有重要价值，超声图像上显示胰腺内有局限性"蜂窝"状或多房性囊肿，可考虑诊断为胰腺囊腺瘤，但需注意与其他胰腺疾病的鉴别诊断。胰腺囊腺瘤与囊腺癌的鉴别应从患者年龄、性别、病变的部位、囊壁的厚度、有无壁结节、囊内有无实性组织、有无间隔及钙化等因素综合考虑。

※ 病例启示

超声检查是胰腺囊腺瘤的重要诊断方法，超声造影检查能观察到囊内的壁结节或实性组织的血流灌注信息，对胰腺囊腺瘤的鉴别诊断有一定的临床价值。

（魏淑萍　杨　斌）

第十一节 胰腺囊腺癌

※ 病史

患者男性，47 岁，因"体检发现胰头占位性病变 5 天"入院。外院体检 B 超提示：胰腺占位性病变，建议 CT 检查，外院 CT 检查提示：胰头部肿瘤。患者无腹痛、腹胀，全身皮肤及巩膜无黄染，无恶性、呕吐，无寒战、高热，饮食睡眠尚可，大小便未见明显异常，体重未见明显改变。临床初步诊断为"胰头占位"。患者平素体健，否认肝炎、结核及疟疾等传染病史，否认手术、外伤及输血史。入院后临床检验结果提示：甘油三酯、脂肪酶及胆红素升高，肿瘤标志物中 CA72-4 略增高，余肿瘤标志物正常。

※ 体格检查

患者腹部膨隆，腹式呼吸存在，腹壁静脉不明显，未见肠型及蠕动波，无瘢痕，全腹未触及包块，未见异常搏动。腹壁紧张，无压痛及反跳痛，无液波震颤，肝脾肋下未及，未触及胆囊，"Murphy 征"阴性。腹部鼓音区正常，无移动性浊音。肝上界位于右锁骨中线第五肋间，下界位于右季肋下缘，肝区无叩击痛，胆囊区无叩痛，听诊肠鸣音正常，未闻及振水音及血管杂音。

※ 常规超声

胰头部可见一大小约 46mm×38mm 的等无混合回声团块，边界欠清，内见多个条状分隔，CDFI 示其内未见彩色血流信号（图 1-11-1，图 1-11-2）。

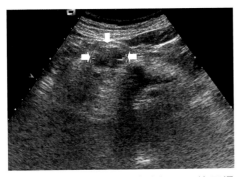 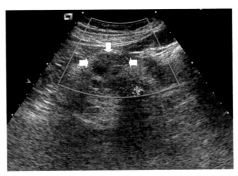

图 1-11-1 灰阶超声：胰头部见一等无混合回声团块（↑），大小约 46mm×38mm，边界欠清，内见多个条状分隔

图 1-11-2 CDFI：团块内未见彩色血流信号（↑）

※ 超声造影

经外周静脉团注造影剂后，胰头部团块与胰腺实质基本同时显影，团块内分隔呈中等强化，强化不均匀，内见多个无增强区，增强晚期团块内造影剂与胰腺实质基本同步消退（图1-11-3，图1-11-4）。

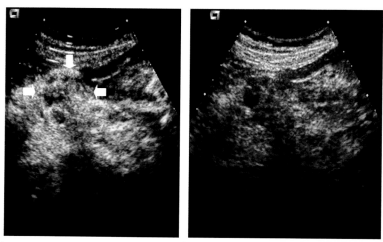

图 1-11-3　超声造影：增强早期胰头部团块内分隔呈中等强化，强化不均匀，内见多个无增强区（↑）

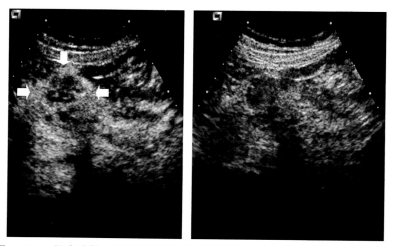

图 1-11-4　超声造影：增强晚期团块内造影剂与胰腺实质基本同步消退（↑）

综合常规超声及超声造影结果，胰体部可见一大小约40mm×38mm的等无混合回声团块，边界欠清，内见多个条状分隔，CDFI示其内未见彩色血流信号。超声造影后胰头部团块与胰腺实质基本同时显影，团块内分隔呈中等强化，强化不均匀，内见多个无增强区，增强晚期团块内造影剂与胰腺实质基本同步消退。

※ 超声提示

胰头部占位，考虑囊腺瘤可能性大。

※ 腹部 CT

胰头部可见多房囊状低密度影，大小约 30mm×30mm，边界尚清，增强扫描包膜正常强化，胰管轻度扩张。提示：胰头部占位，考虑黏液性囊腺瘤可能性大（图 1-11-5，图 1-11-6 ）。

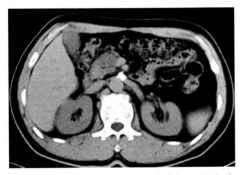 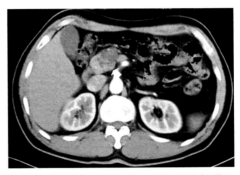

图 1-11-5　腹部 CT 平扫：胰头部可见多房囊状低密度影，约 30mm×30mm 大小，边界尚清（ ⇧ ）

图 1-11-6　腹部 CT 增强：增强扫描包膜正常强化（ ⇧ ）

※ 术中所见

腹腔内无腹水，肝不大，未见明显淤胆，未及结节。胆囊大小约 7cm×3cm，壁厚，肝十二指肠韧带肝总动脉处可扪及明显肿大淋巴结，胆总管右后有数枚肿大淋巴结，胰头部近钩突处可扪及一肿块，直径约 3cm，质中，余胰腺质地略偏硬，切除肿块送病检。

※ 鉴别诊断

胰腺囊腺癌须与胰腺囊肿、胰腺假性囊肿、胰腺实性假乳头状瘤、胰腺囊腺瘤等相鉴别。

- ◆ 胰腺囊肿：胰腺先天性囊肿较罕见，囊壁极薄，超声造影后囊壁无强化。
- ◆ 胰腺假性囊肿：多继发于继续胰腺炎或外伤后，假性囊肿囊壁少血供，没有壁结节，囊内无分隔，超声造影后囊壁无明显强化，囊肿可随时间推移有一定程度缩小。
- ◆ 胰腺实性假乳头状瘤：胰腺实性假乳头状瘤是一种交界性肿瘤，常发生于生育期女性，患者多年轻，多发生于胰尾部，超声表现多为囊实性混合回声，超声造影表现为轻—中度强化，并有延迟强化。
- ◆ 胰腺囊腺瘤：胰腺囊腺瘤与囊腺癌从声像图上非常相似，且部分囊腺癌由囊腺瘤恶变而来，因而难以区别，超声造影可显示囊腺癌的囊壁厚薄不均，囊内实质性肿块或壁结节强化。

※ 最终诊断

胰头部高分化乳头状囊腺癌。

※ 分析讨论

胰腺囊腺癌是一种少见的低度恶性胰腺肿瘤，好发于50岁以上女性，约占胰腺恶性肿瘤的1%，占胰腺囊性病变的10%，80%以上发生于胰体尾部，其可起源于正常或异常的各种组织结构，但最多起源于胰腺大导管的囊壁柱状晶状上皮的覆盖部位，可一开始即为恶性或由具有恶变倾向的黏液性囊腺瘤转化而来。临床表现为上腹不适、隐痛、腹部包块、食欲减退和体质量减轻，少数可出现梗阻性黄疸。多为恶性黏液性肿瘤，肿块一般较大，呈分叶状或不规则的囊实性肿块，与周围组织结构粘连或粘连少，肿瘤可为单或多房性改变，由于肿瘤生长的不均衡性，肿瘤生长的同时不断发生坏死，表现为不规则肿块或乳头状结节向囊内突起。胰腺囊腺瘤与囊腺癌在大体上很难区分，除非囊腺癌伴有周围脏器的侵犯或转移。由于胰腺囊腺癌发病率低，缺乏特异的临床表现，加之临床上对它的认识经验不足，因此误诊率极高。

常规超声可灵敏发现胰腺囊性病变，但定性诊断常较困难，胰腺囊腺癌常规超声多表现为肿块呈类圆形或分叶状，瘤内呈单个或多个分房囊肿，囊壁厚薄不均，壁上可见突起的乳头状结构，边界欠清。超声造影剂为血池造影剂，全部分布在血管内，能实时动态显示病灶内的微血管情况，超声造影表现为与周围胰腺组织同时增强，早期增强程度等于或高于胰腺实质，增强消退较快，晚期增强程度低于胰腺实质。同时，超声造影对病灶内分隔及壁结节的诊断准确率与MRI相近，与病理的相关性优于常规超声。

※ 经验教训

胰腺囊性病变种类较多，超声造影可根据其强化特征进行诊断，诊断准确性优于常规超声，作为一种简便、有效、短期内可重复进行的检查方法，超声造影可用于术前鉴别诊断及保守治疗的随访观察，但部分囊性病变的超声造影表现有交叉，容易误诊，需结合患者的临床特征、实验室及其他影像学检查，必要时行超声引导下穿刺活检有助于确诊。

※ 病例启示

超声造影能实时动态地反映器官组织及病灶内微血管分布情况，对病灶内分隔及壁结节的诊断准确率较高，有助于鉴别良恶性胰腺囊性病变。

（魏淑萍　杨　斌）

第十二节 胰腺实性假乳头状瘤

※ 病史

患者女性，21岁。因"上腹部饱胀1年"入院，患者于1年前无诱因下出现上腹部饱胀，症状较轻，进食后饱胀感加重，伴呃逆，无呕吐，无寒战、高热，进食少，大、小便未见明显异常，体重未见明显改变，未给予特殊处理，近日上腹部不适感较前明显加重，行CT检查提示：胰腺中部实性包块（大小约10cm），门诊以"胰腺肿瘤"收入院。患者平素体健，否认肝炎、结核等传染病史，否认手术、外伤及输血史。入院后检查各项肿瘤标志物均正常。

※ 体格检查

患者腹部膨隆，腹式呼吸存在，腹壁静脉不明显，未见肠型及蠕动波，无瘢痕，上腹部可扪及一10cm大小包块，表面光滑，活动度差，质韧，未见异常搏动。腹壁紧张，无压痛及反跳痛，无液波震颤，肝脾肋下未及，未触及胆囊，"Murphy征"阴性。腹部鼓音区正常，无移动性浊音。肝上界位于右锁骨中线第五肋间，下界位于右季肋下缘，肝区无叩击痛，胆囊区无叩痛，听诊肠鸣音正常，未闻及振水音及血管杂音。

※ 常规超声

胰体部可见一大小约85mm×66mm的低回声团块，边界清晰，内见少许"蜂窝"状无回声区，CDFI示其内可见少许彩色血流信号（图1-12-1，图1-12-2）。

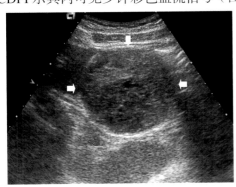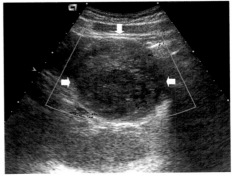

图1-12-1 灰阶超声：胰体部见一低回声团块（↑），大小约85mm×66mm，边界清晰，内见少许"蜂窝"状无回声区

图1-12-2 CDFI：团块内可见少许彩色血流信号（↑）

※ 超声造影

经外周静脉团注造影剂后，胰体部团块与胰腺实质同时显影，呈偏高强化，强化欠均匀，

强化后边界清晰，内可见少许无增强区，增强晚期团块内造影剂与胰腺实质基本同步消退（图1-12-3，图1-12-4）。

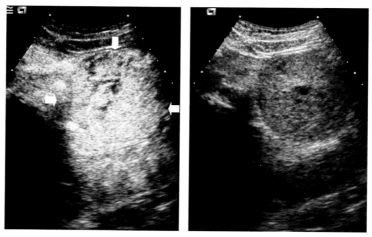

图 1-12-3　超声造影：增强早期胰头部团块呈偏高强化，
强化欠均匀，强化后边界清晰，内可见少许无增强区（↑）

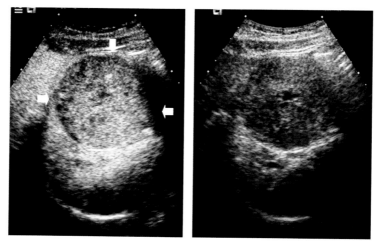

图 1-12-4　超声造影：增强晚期团块内造影剂与胰腺实质基本同步消退（↑）

综合常规超声及超声造影结果，胰体部见一大小约 85mm×66mm 的低回声团块，边界清晰，内见少许"蜂窝"状无回声区，CDFI 示其内可见少许彩色血流信号，超声造影后团块呈偏高强化，强化欠均匀，强化后边界清晰，内可见少许无增强区，增强晚期团块内造影剂与胰腺实质基本同步消退。患者为青年女性，肿瘤标志物正常。

※ **超声提示**

胰体部占位，考虑实性假乳头状瘤可能。

※ 腹部 CT

胰体部可见类圆形稍低密度肿块影，边界清晰，大小约 65mm×73mm，其内见小斑片状低密度影，增强扫描肿块呈轻中度不均匀强化，其内见斑片状未强化区，胰管轻度扩张，腹腔干及其分支、门静脉主干、脾静脉近段受压变窄、移位。提示：胰腺体部占位，考虑实性假乳头状瘤可能性大，腹腔干及其分支、门静脉主干、脾静脉近段受压变窄并移位（图 1-12-5，图 1-12-6）。

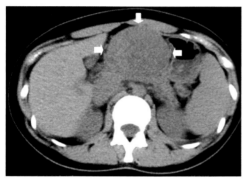 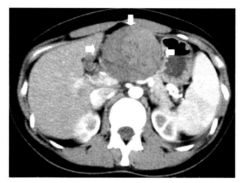

图 1-12-5　腹部 CT 平扫：胰体部见类圆形稍低密度肿块影（↑），边界清晰，大小约 65mm×73mm，内见小斑片状低密度影

图 1-12-6　腹部 CT 增强：增强扫描肿块呈轻中度不均匀强化，其内见斑片状未强化区（↑）

※ 术中所见

胰腺颈、体部可见一巨大肿瘤，直径约 15cm，质韧，包膜完整，表面血管丰富，肿瘤起源于胰腺，位于胃后方，左侧紧邻肠系膜上静脉并上抬肝总动脉，肿瘤压迫腹腔干，肿瘤右侧与脾门相连，肿瘤侵犯脾动、静脉。

※ 鉴别诊断

胰腺实性假乳头状瘤须与胰腺癌囊变、胰腺囊腺瘤、胰腺假性囊肿及无功能性胰腺神经内分泌肿瘤鉴别。

◆ 胰腺癌囊变：胰腺癌系乏血供肿瘤，超声造影多表现为低于胰腺实质的低增强，且胰腺癌多见于老年男性，肿瘤形态不规则，与周围组织分界不清晰，胰腺癌的囊变多为一处，边缘不规则，囊实性回声界限不清晰，常伴有胰胆管扩张。

◆ 胰腺囊腺瘤：囊腺瘤好发于胰体尾部，以中年女性多见，肿块内呈多房性或蜂窝状无回声囊腔，伴有实质性成分的肿块呈较高回声，以囊性成分为主，囊壁不规则增厚，部分见乳头状实性成分向腔内突出，一般不引起主胰管和胆管扩张。

◆ 胰腺假性囊肿：有急性胰腺炎或外伤病史，多出现于胰腺周围或小网膜囊区，囊液为炎性渗出物，囊壁无附壁结节，内部无血供。

◆ 无功能性胰腺神经内分泌肿瘤：为富血供肿瘤，通常动脉相和静脉相均为高增强，无明显性别差异，好发于胰体尾部。

※ 最终诊断

胰腺实性假乳头状瘤。

※ 分析讨论

胰腺实性假乳头状瘤是一种罕见的、低度恶性或有潜在恶性的胰腺外分泌肿瘤，其发病率占胰腺肿瘤的 1%～3%，其组织来源尚不清楚，有学者推测可能来源于胚胎发生过程中与胰腺原基连接的生殖脊—卵巢原基相关细胞，因此以年轻女性多见，其病理特征为肿瘤细胞围绕纤维血管轴心形成假乳头结构。胰腺实性假乳头状瘤可发生于胰腺的任何部位，但以胰头部多见，由于肿瘤外生性生长的特点及肿瘤本身质地较软，因此很少出现胰胆管梗阻的症状。其临床症状多不典型，多数患者无明显症状，于体检时偶然发现而就诊，部分患者因腹部不适、腹胀、上腹部及腰背部疼痛或扪及腹部肿块而就诊。肿瘤一般体积较大，有完整的纤维包膜，与周围结构分界清晰，其内常发生出血坏死，超声表现可呈实性或囊实混合性，也可出现钙化，多为粗大钙化，可发生在肿瘤的周边呈蛋壳状或在肿瘤内部呈斑块状。由于胰腺实性假乳头状瘤的临床症状非特异性，因此术前诊断较为困难，误诊率较高。

超声造影与常规超声相比，能更好地显示病变内部血流分布及灌注情况，准确地反映出病灶的组织学特征，为诊断提供更多信息。胰腺实性假乳头状瘤有完整包膜，通常由纤维组织和受挤压的正常胰腺组织构成，由于组织成分与正常胰腺相近，因此超声造影表现为等增强，而囊性成分无增强，增强晚期迅速消退。本例患者为年轻女性，胰体部见一低回声团块，边界清晰，内见少许蜂窝状无回声区，CDFI 示其内可见少许彩色血流信号，超声造影后团块呈偏高强化，强化欠均匀，强化后边界清晰，内可见少许无增强区，增强晚期团块内造影剂与胰腺实质基本同步消退，考虑该病为胰腺实性假乳头状瘤。

※ 经验教训

本病超声造影具有一定特征性，如年轻女性患者超声造影显示胰腺部位巨大包块，增强早期有等增强表现，应考虑该病可能。由于胰腺占位性病变组织学呈多样性，超声造影根据其强化特点进行诊断，准确率优于常规超声，但对于不典型的病例无法明显诊断，此时应结合CT、MRI、相关肿瘤标志物及临床症状和生命体征综合判断。

※ 病例启示

胰腺实性假乳头状瘤多发于女性，体积较大但包膜完整，多呈囊实混合回声，常规超声不典型者，超声造影可根据其强化特点进行鉴别诊断，值得临床推广应用。

（魏淑萍　杨　斌）

第十三节　脾上皮样血管内皮细胞瘤

※ 病史

患者女性，54岁。因"体检发现脾占位2个月余"来院就诊。既往有高血压、糖尿病、脂肪肝、胆囊结石、慢性胆囊炎等病史。查体：意识清，精神可，体力正常，无畏寒、发热，腹平软，右上腹有压痛，无反跳痛，未触及包块，肝脾肋下未触及，未触及胆囊，"Murphy征"阴性，无移动性浊音，肝肾区叩击痛阴性，脾浊音区正常。实验室检查：血常规、尿常规、肝功能、肿瘤标志物等检查均显示基本正常。

※ 常规超声

脾脏下极见一大小约43mm×38mm低回声团块，界清，形态规则，CDFI示其内可见少许点状彩色血流信号（图1-13-1，图1-13-2）。

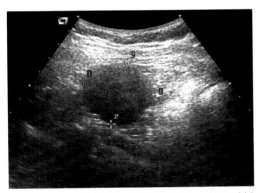 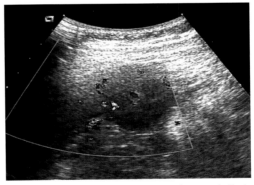

图1-13-1　灰阶超声：脾脏下极见一类圆形低回声团块，大小约43mm×38mm，边界清晰，内部回声分布均匀

图1-13-2　CDFI：团块周边及内部可见少许点状彩色血流信号

※ 超声造影

团注造影剂后，于15秒左右该团块早于脾实质显影，较脾实质呈稍低强化，强化欠均匀，延迟期早于脾实质消退。呈"快进快退稍低强化"模式（图1-13-3）。

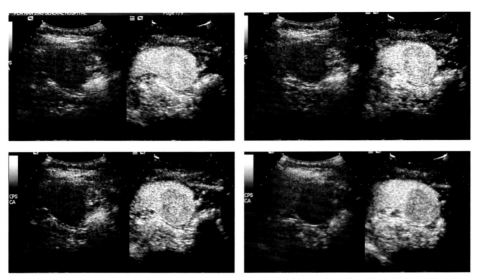

图 1-13-3 超声造影：脾脏下极低回声团块，超声造影显示动脉期团块强化早于脾实质，呈中央等强化，周边低强化，强化不均匀，门脉期早于脾实质消退

※ 超声提示

脾脏下极实性团块，恶性可能，其他不除外，建议进一步检查。

※ 腹部 CT

脾脏前缘见直径约 46mm 类圆形等密度影，增强扫描呈渐进性均匀强化，动脉期呈相对低密度影，静脉期呈稍低密度影。腹腔、腹膜后未见明显肿大淋巴结或肿块（图 1-13-4，图 1-13-5）。

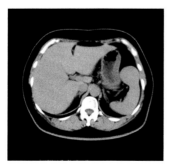 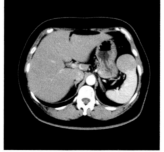 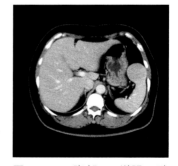

图 1-13-4 腹部 CT 平扫：脾脏前缘见直径约 46mm 类圆形等密度影

图 1-13-5 腹部 CT 增强：动脉期呈相对低密度影，静脉期呈稍低密度影，全过程均呈低强化，强化和边界清晰

※ 病理结果

完善相关检查、排除手术禁忌后为该患者行脾切除术。"脾脏（肿块）"切除标本：血管源性肿瘤（肿瘤大小 4cm×4cm×3.5cm），肿瘤未侵犯脾被膜（肿瘤组织紧靠脾被膜）及脾门，考虑为上皮样血管内皮细胞瘤（低度/潜在恶性）。

注：①免疫组化标记（脾脏）肿瘤细胞示 ERG（3+）、CD31（3+）、CD34（3+）、Fli-1（1+）、CAMTA1（-）、S-100（-）SMA（-）、CD21/35（-）、CD23（-）、Ki-67 约 10%+。②原位杂交：EBER（-）。

※ 鉴别诊断

◆ 脾血管瘤：是脾脏中常见的良性肿瘤，大多呈边界锐利清楚的圆形或类圆形高回声灶，内呈细小筛网状，超声造影表现与肝血管瘤的超声造影表现相似，大多数呈动脉期周边环状增强及向心性充填的特征，或动脉期均匀强化，静脉期高于或等于脾实质，表现为"快进慢退"或"慢进慢退"的超声现象。

◆ 脾淋巴瘤：①弥漫肿大型，脾明显增大，包膜光滑，回声减低且不均匀，但脾内未见明显占位性病变；②粟粒结节型，表现为脾内弥漫散在大小不一的低回声结节，结节边界清楚，多为类圆形；③巨块型，病灶单发，低回声，形态不规则，病灶边界尚清晰；④混合型，脾增大，形态不规则，脾内可见多发性大小不一的低回声结节与团块。超声造影后表现为"快速增强快速消退"，符合恶性肿瘤高灌注的特点，有时可呈现筛孔样强化。

◆ 脾转移瘤：多有原发灶的症状，超声表现为脾内单个或多个低回声区或等回声区或无回声区，回声不均匀，周边见低回声晕，部分呈"牛眼征"，可探及高速血流信号，常伴脾门淋巴结肿大及腹腔淋巴结肿大。多发生于恶性肿瘤广泛转移的晚期，对鉴别有帮助。

※ 分析讨论

上皮样血管内皮细胞瘤为一种罕见的低度恶性血管源性肿瘤，生物学行为和组织结构介于良性肿瘤（血管瘤）和恶性肿瘤（血管肉瘤）之间，转移率低，最常见转移到肺。好发于四肢浅表和深部软组织，极少病例发生于实质脏器内（如肝、肾、脑、肺），发生于脾脏者非常罕见，多无特异性临床及超声表现，最终确诊仍需依靠病理学。

文献中肝脏上皮样血管内皮细胞瘤超声征象：超声示早期肝脏内单发低回声结节，进展期肝内多发低回声或等回声伴外周低回声边晕，多位于肝包膜下或肝周，可以相互融合，由于肿瘤富含纤维组织和纤维硬化区，故会出现特有的"包膜回缩征"；超声造影可呈现向心性由周边向中心呈充填式等强化或轻度高强化,消退早于周围实质,延迟相呈低强化。

※ 病例启示

上皮样血管内皮细胞瘤在脾脏发生极为罕见,可以参考该肿瘤在肝脏的超声表现:当青壮年患者超声下发现多发低回声病灶伴"包膜回缩征",但无明显严重临床表现,肿瘤标志物基本正常,超声造影后病灶动脉期基本与周围肝实质同步增强,达峰时呈低增强或等增强,在门脉期及延迟期病灶消退早于周围实质呈低增强,此时扫查可发现更多微小病灶,当肝、脾出现以上特点时要高度警惕上皮样血管内皮细胞瘤的存在。本例患者超声造影动脉期略早于脾脏实质开始增强,强化情况与肝脏上皮样血管内皮细胞瘤基本相同。肝脾细胞血管内皮瘤影像表现缺乏特异性,60%～80%的患者易被误诊,所以最终诊断依靠病理学。

(卢晓玲　杨　斌)

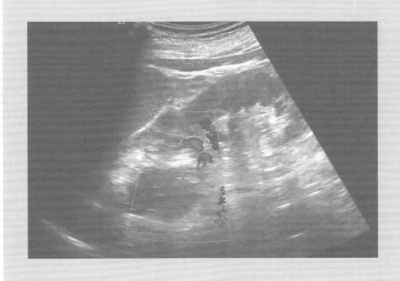

【第二章】

泌尿系统

第一节　肾嫌色细胞癌

※ 病史

患者男性，61 岁。体检超声检查显示：左肾占位，无发热，有尿频、尿急、尿痛，肉眼血尿，腰痛等不适。高血压病史 5 年余，口服药物治疗，血压控制尚可。临床初步诊断为"左肾肿瘤"。

※ 体格检查

血压为 130/74mmHg。肋脊角及腰部无隆起，无腰大肌刺激征。平卧位肾脏未探及。季肋点、上输尿管点、肋脊点和肋腰点无压痛。肋脊角叩击痛（－）。

※ 常规超声

左肾上极见一大小约 60mm × 49mm 等及略强混合回声团块，边界欠清，形态欠规则；CDFI 示：周边及其内可见彩色血流信号（图 2-1-1，图 2-1-2）。

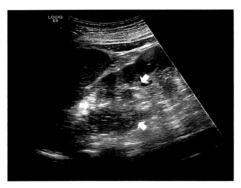 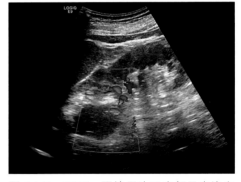

图 2-1-1　二维超声：左肾上极见一混合回声团块，与周围组织边界欠清

图 2-1-2　CDFI：团块周边及内部见少许血流信号

※ 超声提示

左肾占位，考虑为肾癌。

※ 超声造影

团注造影剂后：于 11 秒左右左肾上极团块同步于肾皮质开始显影，强化不均匀，呈边缘型等增强，其内可见充盈缺损区（大小约 40mm × 30mm），消退期同步于肾皮质消退，造影后大小约 62mm × 56mm（图 2-1-3，图 2-1-4）。

观察该团块的超声造影模式，提示：该肿块可能为一种乏血供的肿瘤，且由于肿块较大，内部可见坏死区。

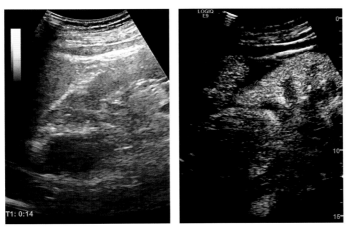

图 2-1-3　超声造影：团注造影剂后 14 秒，团块周边同步于肾皮质开始显影，内部可见少许造影剂进入

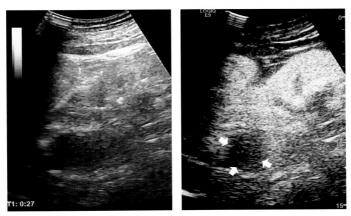

图 2-1-4　超声造影：该团块周边增强程度同肾皮质，造影后边界显示不清，
整体呈不均匀增强，内部可见充盈缺损区（↑）

※ **超声造影提示**

左肾混合回声团块，考虑为乏血供肿瘤。

※ **腹部 MRI**

左肾上极可见一类圆形软组织信号影，大小约为 43mm × 50mm，T_1WI 呈等稍低信号，T_2WI 呈稍高信号，增强扫描动脉期强化程度低于肾皮质，静脉期及延迟期强化略有减低。

诊断　左肾上极肿瘤（图 2-1-5 ～ 图 2-1-7）。

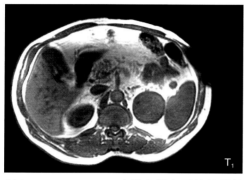

图 2-1-5　MR T₁WI：左肾上极之团块呈稍低
信号

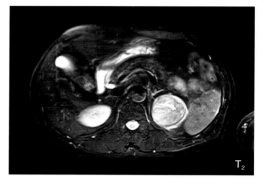

图 2-1-6　MR T₂WI：该团块呈稍高信号

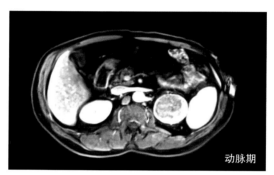

图 2-1-7　MRI 增强扫描：动脉期示该团块呈低增强

※ 术中所见

切开皮肤及皮下组织，钝性分离各层肌肉，打开肾周筋膜，于左肾上极可见一大小约为 7cm×6cm 肿块突出于肾脏表面，界清。对患者进行了左肾部分切除术，手术顺利，术后恢复良好。

※ 鉴别诊断

乏血供肾癌包括嫌色细胞癌和乳头状细胞癌，多须与透明细胞癌、良性肿瘤等相鉴别。

◆ 肾透明细胞癌：一种富血供的肿瘤，在超声造影下常表现为快进快退高增强，即在增强早期呈快速增强，晚期造影剂快速消退，但本例肿块呈现的是一种同进同退等增强的状态，故可排除透明细胞癌。

◆ 肾良性肿瘤：较为常见的错构瘤，其在二维超声上常表现为界限清晰、形态规则的强回声团块，CDFI 一般未能探及血流信号，而该肿块常规超声检查显示界限、形态、血流倾向于恶性肿瘤的表现，故基本排除良性病变。

※ 最终诊断

嫌色细胞癌。

免疫组化示：E- 钙粘附素（E-cadherin, E-cad）（3+）、Ksp-cad（3+）、CK7（2+）、CD10（2+）、CD117（2+）、T 淋巴细胞转录调节因子 EB（T-cell transcription factor EB, TFEB）（1+）、Pax-8（1+）、RCC（-）、TEF3（-）、P504s（-）、波形蛋白（Vimentin）（-）、CA9（-）、Ki-67 约 5%+。

※ 分析讨论

嫌色细胞癌是肾癌中一种少见的亚型，占肾癌的 5% 左右。嫌色细胞癌的临床表现无明显特异性，大多数患者无明显的临床表现，一般因体检发现，少数患者可有腰背部疼痛、血尿等。它是一种低度恶性的肿瘤，往往有较好的预后。嫌色细胞癌的术前诊断主要是以影像学检查为主，包括超声、CT 或 MRI。常规超声因其便捷、无创、廉价等优点成了体检的首选手段，因此，在肾脏肿瘤的初筛中发挥了很大的作用。嫌色细胞癌在超声检查下常表现为低回声或等回声肿块，而其是一种乏血供肿瘤，故常常显示血流信号不丰富。超声造影可以进一步反应肿块内部的情况，可敏感反映肿瘤内部微血管及低速血流的信息，为诊断肾癌提供更多的依据。嫌色细胞癌在超声造影下常表现为低增强或等增强，是一种乏血供的体现。而病理诊断是金标准，多种免疫组化标志物可用于诊断嫌色细胞癌：RCC（-）、CK（+）、EMA（+）、CK8/18（+）、Vimentin（-）、CK7（+）、CD10（部分+）、CK117（+）等。

本例患者无典型的临床症状，无发热，尿频、尿急、尿痛，肉眼血尿，腰痛等不适。常规超声扫查显示为等强及略强混合回声的团块，其与周边组织分界欠清、形态欠规则，血流信号不丰富，总体倾向于肾癌的诊断。超声造影检查显示该团块呈同进同退，边缘呈等增强，内部可见低增强及不增强区，整体是一种乏血供的增强状态。结合常规超声及造影检查，最终得出了乏血供肾癌的结论。与最终病理相符。

※ 经验教训

本例患者无明显的临床表现，术前只能通过各种影像学特征推测肿瘤的性质，本例主要是通过常规超声和超声造影来评估其性质，常规超声上显示为界限欠清、形态欠规则、血流不丰富的实性团块，在超声造影中表现为同进同退等增强，提示为一种乏血供的肿瘤，两者相结合，诊断为乏血供肾癌，应与肾透明细胞癌及良性肿瘤进行鉴别。乏血供肾癌主要包括嫌色细胞癌与乳头状细胞癌，两者鉴别较为困难，只能通过病理学特征进行区分。

（张一丹　杨　斌）

第二节　囊性肾癌

※ 病史

患者男性，51岁，发现左肾囊实性占位半个月。平时无腰酸、腰痛、腰胀，无畏寒、发热，无腹痛，无肉眼血尿及尿频、尿急、尿痛，无黄疸，无下肢水肿。行超声造影 + 双肾 CT 平扫 + 增强示：左肾上极囊实性占位性病变（约34mm×38mm大小），考虑囊性肾癌可能性大。

※ 体格检查

肋脊角及腰部无隆起，无腰大肌刺激征。平卧位肾未触及。季肋点、上输尿管点、中输尿管点、肋脊点和肋腰点无压痛。肋脊角叩击痛（ - ）。耻骨上区无膨隆、无压痛、未触及包块。肛门与直肠及生殖器未见明显异常。

※ 常规超声及超声造影

常规超声　左肾上极见一大小约34mm×38mm无回声区，边界尚清，内见18mm×17mm低回声团块突向囊腔，内见一点状强回声，CDFI 示团块实性部分内可见少许彩色血流信号。

超声造影　团注造影剂后于11秒左右左肾上极团块实性部分与肾皮质基本同步显影，呈高强化，强化均匀，延迟期实性部分强化减退，略晚于肾皮质，团块囊性部分始终未见造影剂增强（图 2-2-1）。

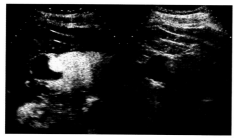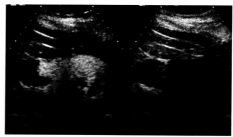

图 2-2-1　超声造影：左肾上极无回声区伴囊壁低回声团，造影剂注入后，
动脉期团块实性部分显影，呈高强化，强化均匀，延迟相略晚于肾皮质消退，
团块囊性部分始终未见造影剂增强

※ 超声提示

左肾上极囊实性占位，考虑囊性钙可能性大。

※ 腹部 CT

直接增强扫描示左肾上极体积增大，左肾上极可见一囊实性占位病变，大小约

33mm × 35mm，边界尚清，其内可见结节状软组织密度影，大小约 15mm × 23mm，边界尚清，其内可见混杂点状钙化灶，增强检查肿块实质部分不均匀强化，呈"快进快出"表现（图 2-2-2）。

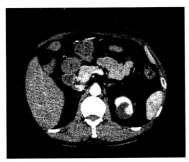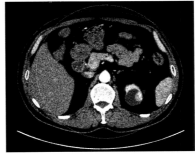

图 2-2-2 腹部 CT 增强：左肾上极囊实性占位，造影显示：
实质结节部分不均匀强化，动脉期强化明显，静脉期强化减退

※CT 提示

左肾上极囊实性占位，考虑囊性肾癌可能。

※ 术中所见

患者行腹腔镜下左肾肿瘤根治性切除术，游离肾脏下极，可见直径约 3cm 肿块突出肾表面，边界清楚，质地中等，局限于肾周筋膜内。

※ 鉴别诊断

囊性肾癌多须和肾囊肿合并出血、感染，复杂性肾囊肿，肾血管平滑肌脂肪瘤合并出血、坏死等鉴别。

◆ 肾囊肿合并出血、感染时，须与囊性肾癌相鉴别。该患者超声显示有实性部分突向囊腔内，且超声造影显示实性部分明显增强，基本可排除。

◆ 多房性肾囊肿，典型者超声表现为多房"蜂窝"状改变，间隔厚薄均一，无壁结节和附隔结节，CDFI 示多房性囊肿内一般无明显血流信号。与本例情况不同，可排除。

◆ 肾血管平滑肌脂肪瘤声像图分三型：高回声型、低回声型及混合回声型。当脂肪含量低并伴发出血、坏死时，可表现为以囊性为主的混合回声，CDFI 示肿瘤内实性成分多无明显血流信号或可探及低速低阻型动脉血流信号。

※ 最终诊断

左肾透明细胞性肾细胞癌（Ⅱ级，大小 4cm × 2cm × 1.5cm），肾盂、输尿管切缘、肾周脂肪囊均未见癌组织累及。

免疫组化标记：肿瘤细胞 CA9（3+）、EGFR（3+）、Pax-8（2+）、RCC（2+）、CD10（2+）、组织蛋白酶（Cathepsin-K）（-）、人黑色素瘤标记物（Melan-A）（-）、Ki-67（10%+）。

※ 分析讨论

囊性肾癌指在影像学或手术中发现的具有囊性改变的肾癌。其是一种特殊类型肾癌，占肾脏恶性肿瘤的 10% ~ 15%，病理类型以透明细胞癌最为常见。大多数患者无明显临床症状，常规查体偶然发现。依据囊性肾癌的发生机制和声像图表现，可将其分为 3 型：单房囊肿型、多房囊肿型、有壁结节的囊实型。

在超声下多表现为边界不清晰、形状不规则的囊性或囊实性肿物，壁较厚，肿物内可见中等回声或中强回声的实性成分或厚薄不均分隔，可呈典型"蜂窝"状，可伴钙化，囊液可见片絮状物、细密点状弱回声或不均质略高回声，也可透声良好；应用 CDFI 观察，周边或内部可见"星点"状、线状或半环状血流信号；超声造影显示实性部分及囊壁多数呈"快进快退"或"快进慢退"模式，而囊性部分始终未见造影剂充填。另 Bosniak 分级系统认为分隔厚度 > 1 mm，分隔数目 ≥ 4 条判断为恶性的可能性较大。

※ 经验教训

囊性肾癌的术前诊断相对困难，易被误诊而延误治疗。其中囊实型较容易诊断，而单房囊肿型和多房囊肿型易误诊为单纯肾囊肿、复杂肾囊肿及多囊肾等肾良性病变。多种类型的肾囊肿鉴别特征为囊壁薄、壁及分隔规整、无实性结节突入腔内 (图 2-2-3 ~ 图 2-2-5)。

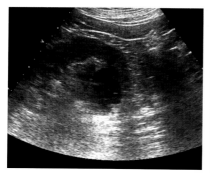 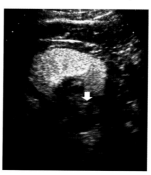 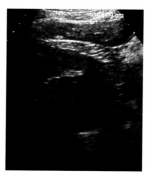

图 2-2-3 多房囊性肾细胞癌 (⇧)

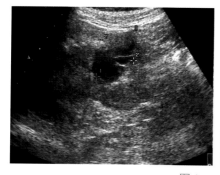 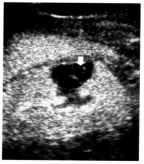 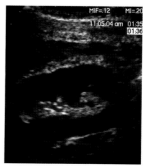

图 2-2-4 单纯性肾囊肿 (⇧)

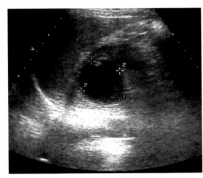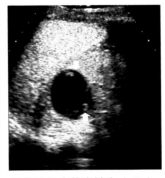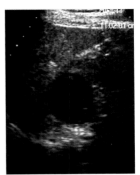

图 2-2-5　肾炎性假瘤伴囊性变（↑）

但当遇到临床疑诊本病又无法确认时，须在超声引导下穿刺活检做细胞学检查，在抽取囊液的同时，应尽量在实性、厚壁处同时多次取材，以提高阳性率。如果穿出的液体为血性，即使细胞学检查阴性，也常需手术探查，因有 12%～25% 的出血肾囊肿为恶性病变。

※ 病例启示

本例患者肾占位为明显的单房囊实性，实性部分突向囊腔，CDFI 示实性部分可探及彩色血流信号，造影后实性部分呈"同进慢退高强化"的模式，考虑囊性肾癌的可能性大，本病例较易诊断。

当遇到肾囊实性占位、囊性占位伴分隔时，应多关注实性部分的位置、回声、是否移动、是否有血流信号；关注分隔的一致性、厚度及数目；囊液的回声及整体透声性等。超声造影对鉴别囊性肾癌与肾囊性及囊实性良性病变具有很高的诊断价值。

（魏淑萍　张丽娟）

第三节 肾混合性上皮间质肿瘤

※ 病史

患者女性，48岁，于1个月前偶然发现右侧腰部肿块，偶有胀痛，外院腹部CT检查提示：右肾占位，患者无畏寒发热，无腹痛，无肉眼血尿及尿频、尿急等不适。门诊拟"右肾占位"收住入院。既往体质一般，无"糖尿病、高血压、心脏病"病史，无手术、外伤、输血史。

※ 体格检查

肋脊角及腰部无隆起，无腰大肌刺激征。平卧位右侧肾脏可触及一大小约8cm×9cm的肿块，质地硬，左侧肾脏未触及。季肋点、上输尿管点、中输尿管点、肋脊点和肋腰点无压痛。肋脊角叩击痛（–）。耻骨上区无膨隆、无压痛、未触及包块。

※ 常规超声

右肾上极见一大小约108mm×89mm的低无混合回声团块，边界尚清，内回声不均匀，CDFI示：其内可见少许彩色血流信号（图2-3-1，图2-3-2）。

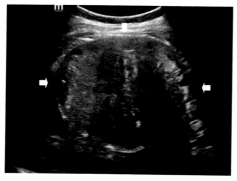 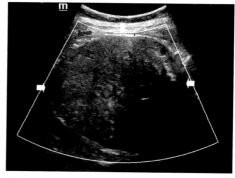

图2-3-1　灰阶超声：右肾上极见一大小约108mm×89mm的低无混合回声团块（↑），边界尚清，内回声不均匀

图2-3-2　CDFI：团块内可见少许彩色血流信号（↑）

※ 超声造影

注入造影剂后，肿块与肾皮质基本同步增强，呈偏低强化，其内强化不均匀，可见不规则造影剂充盈缺损区，延迟期肿块内造影剂早于肾皮质消退（图2-3-3～图2-3-5）。

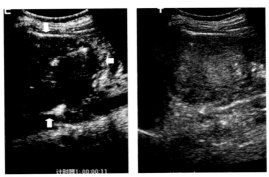

图 2-3-3　超声造影：注入造影剂后，肿块与肾皮质基本同步增强（↑）

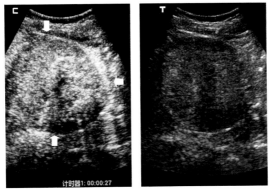

图 2-3-4　超声造影：动脉期肿块呈偏低强化，强化后边界清晰，
其内强化不均匀，可见不规则造影剂充盈缺损区（↑）

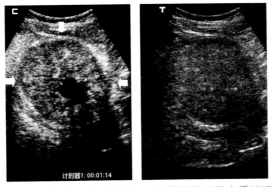

图 2-3-5　超声造影：延迟期肿块内造影剂早于肾皮质消退（↑）

　　综合常规超声及超声造影结果，患者右肾上极见一低无混合回声团块，边界尚清，内回声不均匀，CDFI 示其内可见少许彩色血流信号。超声造影后显示肿块与肾皮质基本同步增强，呈偏低强化，其内强化不均匀，可见不规则造影剂充盈缺损区，延迟期肿块内造影剂早于肾皮质消退。

※ 超声提示

右肾占位，考虑肾癌可能。

※ 术中所见

右肾上极见一直径约 8cm 的肿块，边界不清，对患者行腹腔镜下右肾根治性切除术。术后患者安返病房，对切除组织进行病理检查。

※ 鉴别诊断

肾混合性上皮间质肿瘤（mixed epithelial stromal tumor，MEST）须与肾细胞癌、囊性肾癌及多发性肾囊肿相鉴别。

◆ 肾细胞癌：肾细胞癌生长速度快，体积大者易出血坏死而囊变；瘤细胞多片状分布，间质成分少，声像图表现为低回声；可侵犯肾静脉、下腔静脉及淋巴结；多为富血供高增强实性肿块。

◆ 囊性肾癌：囊壁及分隔局限性增厚，厚薄不均，增厚的囊壁及壁结节明显强化，囊性肾癌较囊性肾瘤强化程度更明显。

◆ 多房性肾囊肿：囊腔相对较大，囊肿的总体轮廓表面凸隆不平，被分隔的囊肿多呈圆形或椭圆形，分隔带较纤细，且更为光滑，囊壁和分隔带内无血流信号。

※ 最终诊断

右肾混合性上皮间质肿瘤（成人型囊性肾瘤）。

※ 分析讨论

成人型囊性肾瘤是一种罕见的非遗传性肾脏良性肿瘤，在新版 WHO 分类中被归入肾 MEST，多见于女性，男女发病比例约为 1∶8，多为单侧发病，大多数囊性肾瘤患者无症状，多数是在常规体检中发现，临床多无特异性症状和体征，如腹部疼痛、血尿、泌尿系感染等。肾 MEST 的确诊主要依靠病理学诊断，多包膜完整，与周围肾边界清晰。切开肿块后可见大量大小不等的囊肿，囊液多澄清。囊肿间隔为白色纤维结缔组织，厚度不均匀。在显微镜下可见肿瘤有多个囊腔组成，腔内为浆液性液体，囊壁表面覆盖单层立方上皮或扁平上皮，上皮细胞无异型性，囊壁之间为纤维结缔组织，内含分化良好的血管、平滑肌等组织。

在超声上表现为肾内有完整包膜的局限性生长肿块，肿块边缘清晰，多为实性或囊实性，内无回声的液性暗区被厚薄不均的高回声结缔组织分隔，部分患者肿块内可见细小钙化灶。但在肿瘤较小时，常不能显示液性暗区。CDFI 检查可在肿瘤的包膜及囊肿分隔上测及低速血流信号。超声造影后实性成分和纤维间隔与周边肾实质同步增强同步消退，呈轻、中度强化，这可能与囊壁间隔主要为纤维结缔组织并有小血管增生有关，造影剂不能进入囊腔，增强显示强化程度不均匀。在 CT 上，囊性肾瘤可以表现为多个界限清晰、独立的小囊，囊内容物 CT 值可能与水相似或略高，囊内分隔光整，无明显结节影，如果囊性空间非常小，间隔紧密排列，可类似一个实性病灶。

※ 经验教训

由于影像学检查不能判断肿瘤的良恶性情况，因此，肾肿瘤患者多需手术治疗，手术既是治疗措施，也是为取得病理标本来确诊，首选肾部分切除术治疗。尽管该病变总体预后良好，但容易与其他囊性、双向分化的肾肿瘤相混淆，并有复发和恶变的可能。因此，需进行仔细的组织病理学检查，从而指导临床制定合理的治疗方案。

※ 病例启示

本病的超声表现有一定的特征性，如单侧孤立性，多房囊性，小囊间互不相通，病变边界清晰，囊壁及分隔完整且呈渐进性轻、中度强化等。把握以上特点，并结合临床资料综合考虑，可以在术前提供更丰富的诊断信息。

（魏淑萍　杨　斌）

第四节　肾集合管癌

※ 病史

患者男性，44 岁，于 10 天前出现左腰部胀痛，外院 CDFI 及腹部 CT 均提示：左肾占位伴出血。无畏寒，有午后低热、盗汗，无腹痛，无肉眼血尿及尿频、尿急等不适。门诊拟"左肾肿瘤"收住入院。既往体质一般，无"糖尿病、高血压、心脏病"病史，无手术、外伤、输血史。

※ 体格检查

肋脊角及腰部无隆起，无腰大肌刺激征。平卧位右侧肾可触及一大小约 8cm×9cm 的肿块，质地硬，左侧肾脏未触及。季肋点、上输尿管点、中输尿管点、肋脊点和肋腰点无压痛。肋脊角叩击痛（–）。耻骨上区无膨隆、无压痛、未触及包块。

※ 常规超声

左肾上极见一大小约 72mm×53mm 的低回声团块，形态不规则，边界欠清，CDFI 示其内可见少许彩色血流信号。另左肾中部包膜下见 97mm×39mm 的低无混合回声区，边界尚清（图 2-4-1，图 2-4-2）。

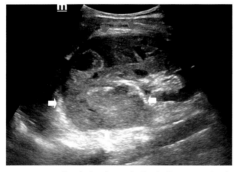
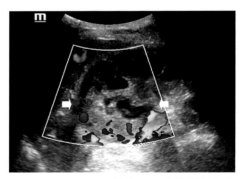

图 2-4-1　灰阶超声：左肾上极见一大小约 72mm×53mm 的低回声团块（⇧），形态不规则，边界欠清。另左肾中部包膜下见 97mm×39mm 的低无混合回声区（⬆），边界尚清

图 2-4-2　CDFI：团块内可见少许彩色血流信号（⇧）

※ 超声造影

注入造影剂后，左肾上极肿块略早于肾皮质增强，动脉期肿块呈中等强化，其内强化欠

均匀，延迟期肿块内造影剂早于肾皮质消退；另左肾中部包膜下见一无增强区（图 2-4-3 ～图 2-4-5）。

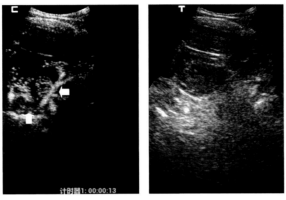

图 2-4-3　超声造影：注入造影剂后，左肾上极肿块略早于肾皮质增强（⇧）

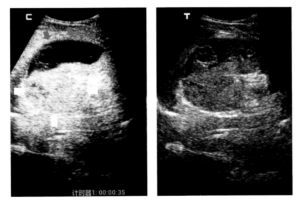

图 2-4-4　超声造影：动脉期肿块呈中等强化，
其内强化欠均匀（⇧），另左肾中部包膜下见一无增强区（⬆）

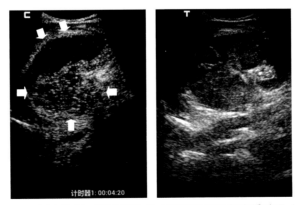

图 2-4-5　超声造影：延迟期肿块内造影剂早于肾皮质消退（⇧）

综合常规超声及超声造影结果，患者左肾上极见一低回声团块，形态不规则，边界欠清，CDFI 示其内可见彩色血流信号，另左肾中部包膜下见一低无混合回声区。超声造影后显示左肾上极肿块略早于肾皮质增强，动脉期肿块呈高强化，其内强化欠均匀，延迟期肿块内造影剂早于肾皮质消退；另左肾中部包膜下见一无增强区。

※ 超声提示

左肾上极及中部包膜下占位，考虑肾癌伴出血可能。

※ 术中所见

左肾肿瘤位于左肾上极，大小约 7cm×5cm，肿瘤侵犯肾周脂肪及腹膜，与腹膜粘连，肾蒂周围有多枚肿大的淋巴结，肾中极包膜下见 9cm×4cm 的血肿样肿块，术中快速取肾蒂旁淋巴结一枚，病理提示肿瘤转移，切除左肾肿瘤组织送病检。

※ 鉴别诊断

左肾集合管癌须与肾透明细胞癌、肾嫌色细胞癌、肾乳头状细胞癌及肾盂癌相鉴别。

◆ 肾透明细胞癌：以膨胀性生长多见，回声明显不均匀，血供丰富，强化明显，强化峰值在皮髓质期，呈"快进快出"型。

◆ 肾嫌色细胞癌：多为膨胀性生长，回声最均匀，血供不丰富，多为轻中度强化。

◆ 肾乳头状细胞癌：膨胀性生长，回声较不均匀，血供不丰富，呈"慢进快出"型，多为轻度强化。

◆ 肾盂癌：肿瘤中心多位于肾盂、肾盏内，很少累及肾皮、髓质，肿瘤强化程度较低，多有肾盂、肾盏扩张积水。

※ 最终诊断

左肾高级别肾细胞癌，结合免疫组化标记考虑集合管癌。

※ 分析讨论

肾集合管癌又称 Bellini 管癌，是向肾髓质集合管上皮细胞方向分化的一种罕见的肾细胞癌亚型，是一种高度恶性的肿瘤，发病率约占肾上皮性肿瘤的 1%，文献报道肾集合管癌可发生于任何年龄，以青壮年居多，男性略多于女性，本例患者为 44 岁中年男性，与文献报道相符。患者就诊时多有不适主诉，血尿、腰痛为常见症状，也可以骨痛或咳嗽等转移症状或低热就诊，体征不明显。目前病理和免疫组化是肾集合管癌的唯一确诊方法，病理特征是好发于肾皮髓质交界处，癌细胞沿集合管生长，阻塞管腔而不突破集合管基底膜，病灶无假包膜，可以髓质为中心扩展至肾皮质或肾盂，有时肾集合管癌确诊较为困难，需要与其他类型的肾肿瘤相鉴别。肾集合管癌与乳头状肾细胞癌在影像学上都呈缺乏血供表现，病理上都可呈乳头状，但预后差别很大，肾集合管癌呈浸润性生长，也可见膨胀性生长，远处转移早，分期晚，进展迅速，预后较差，故需加以鉴别。目前肾集合管癌的治疗主要以根治性手术切除为主，因肿瘤对化、放疗均不敏感，且缺乏相应的靶向治疗措施，目前手术后无明确有效的辅助治疗手段。

肾集合管癌二维超声显示肿瘤内部以低回声为主，分布不均匀，可发生出血、囊变及钙化，肿瘤向内生长极易侵入肾窦，可伴有不同程度的肾盏或肾盂积水，多数肿瘤内部为少血管型，超声造影显示较小的肿瘤内部多呈弥漫性增强，较大的肿瘤则为弥漫性不均匀增强。本例常规超声显示肿瘤体积较大，位于肾髓质，浸润性生长，伴有肾皮质或肾盂的侵犯，同时形成包膜下的血肿，肿瘤形态不规则，回声不均匀，血供不丰富，超声造影后增强程度略低于肾皮质，边界不清，未见假包膜，延迟期强化早于肾皮质消退。

※ 经验教训

肾集合管癌是一种罕见的肾细胞癌，就诊时多有症状，如血尿、腰痛及转移症状等，当超声检查提示髓质起源、累及肾皮质和（或）肾盂的肿块，增强扫描呈轻、中度强化并有局部淋巴结的早期转移或远处的血行转移时应考虑到肾集合管癌的可能。

※ 病例启示

肾集合管癌病灶以肾髓质为中心，大多数不会引起肾外形变化，并且无假包膜，边界不清晰，呈实性或囊实性肿块，为乏血供肿瘤，超声造影呈轻、中度强化，早期易发生转移，但这些征象不具有绝对特异性。因此，当肾肿块出现上述征象时，仍要首先考虑不典型肾细胞癌，同时，肾集合管癌可以作为重要的鉴别诊断加以分析。

（魏淑萍　张丽娟　杨　斌）

第五节 肾弥漫性大B细胞淋巴瘤

※ 病史

患者男性，58 岁，因"左侧腰部不适半年余，加重 10 天"入院，不伴发热，腹痛，肉眼血尿，尿频、尿急、尿痛等。外院超声检查提示：左肾增大，左肾低回声肿块，恶性肿瘤待排。CT 检查显示：左肾占位。门诊以"左肾占位"收住入院。既往体质一般，否认手术、外伤、输血史。

※ 体格检查

肋脊角及腰部无隆起，无腰大肌刺激征。平卧位右侧肾未触及，左侧可触及肿大包块，质中，无明显压痛。季肋点、上输尿管点、中输尿管点、肋脊点和肋腰点无压痛。肋脊角叩击痛（-）。耻骨上区无膨隆、无压痛、未触及包块。肛门与直肠及生殖器未见明显异常。

※ 常规超声

左肾体积增大，结构紊乱，内见范围约 126mm×91mm 的低回声区，与相邻组织分界不清，内回声不均匀，CDFI 示其内可见丰富彩色血流信号，左肾下极肾周见宽约 12mm 的液性暗区（图 2-5-1，图 2-5-2）。

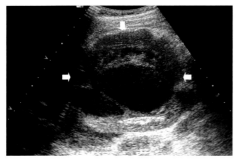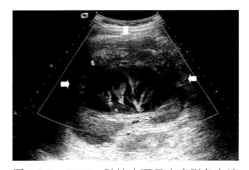

图 2-5-1 灰阶超声：左肾体积增大，结构紊乱，内见范围约 126mm×91mm 的低回声区，界不清，内回声不均匀（↑）

图 2-5-2 CDFI：肿块内可见丰富彩色血流信号（↑）

※ 超声造影

注入造影剂后，该肿块与肾皮质基本同步显影，呈较快速强化，强化程度与肾皮质一致，强化尚均匀，延迟期肿块内造影剂略早于肾皮质消退。综合常规超声及超声造影结果，该患者左肾体积增大，结构紊乱，内见范围约 126mm×91mm 的低回声区，与相邻组织分界不清，内回声不均匀，超声造影后呈"同进快出，均匀性中等强化"的增强模式（图2-5-3～图2-5-5）。

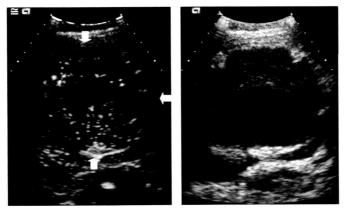

图 2-5-3　超声造影：注入造影剂后，肿块与肾皮质基本同步显影（⇧）

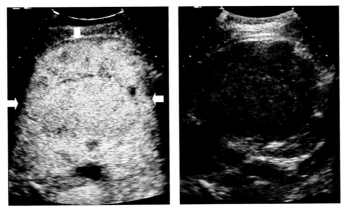

图 2-5-4　超声造影：动脉期肿块强化程度与肾皮质一致，强化尚均匀（⇧）

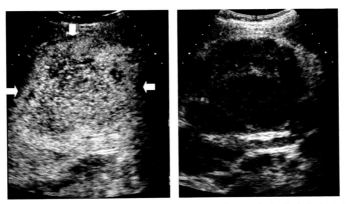

图 2-5-5　超声造影：延迟期肿块内造影剂略早于肾皮质消退（⇧）

※ 超声提示

左肾区占位，考虑淋巴瘤可能性大，建议进一步检查。

※ 腹部CT

左肾中下极实质正常结构消失，可见一巨大等密度软组织肿块，密度尚均匀，体积约118mm×89mm×104mm，与邻近肾实质分界不清，局部向上包绕左肾上极，左肾上腺呈受压改变，增强后动脉期中度强化并可见肾动脉分支进入肿块，静脉期延迟强化，内可见小片状稍低密度区，尿路期可见肾盂、肾盏破坏消失，病变局部与腰大肌分界不清，左侧肾周筋膜增厚，脂肪间隙可见絮状高密度影。提示：左肾肿块累及左侧腰大肌，腹膜后多发肿大淋巴结，考虑恶性肿瘤可能性大（图2-5-6，图2-5-7）。

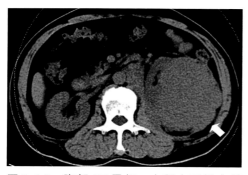 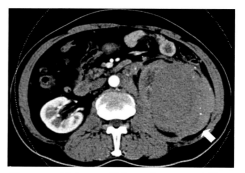

图2-5-6　腹部CT平扫：左肾中下极实质正常结构消失，可见一巨大等密度软组织肿块（↑）

图2-5-7　腹部CT增强：增强后动脉期中度强化（↑）

※ 穿刺活检

影像学检查提示患者肿瘤巨大，且包绕左肾动脉，因手术风险大，且存在淋巴瘤诊断可能，遂在CT引导下行左肾肿瘤穿刺活检，穿刺病理提示：左肾肿瘤穿刺活检组织结合免疫组化结果及基因重排，考虑为弥漫性大B细胞淋巴瘤（生发中心后亚型）。

※ 鉴别诊断

原发性肾淋巴瘤由于缺乏肾外浸润病灶，以肾占位为突出表现，较容易与肾癌、肾炎性肉芽肿等病变混淆，诊断存在较大难度。原发性肾淋巴瘤在常规超声上回声较肾癌略低，极少钙化，径线大，很少累及肾窦区，也不侵犯肾静脉和下腔静脉。超声造影呈"同进快出，均匀性中等强化"增强模式，CT呈均匀性轻度强化。

※ 最终诊断

左肾弥漫性大B细胞淋巴瘤。

※ 分析讨论

肾淋巴瘤多为继发性，原发性肾淋巴瘤报道罕见，发病率仅占肾外淋巴瘤发病率的 0.7%，其主要为 B 细胞来源，并以弥漫性大 B 细胞淋巴瘤最为常见，是一种具有侵袭性、异质性的中度恶性肿瘤，高发年龄为 40～60 岁，男性多于女性，可发生于双侧或单侧肾脏。原发性淋巴瘤的来源和发病机制尚不明确，可能与 EB 病毒和 HIV 病毒有关。起病隐匿，多在影像学检查时偶然发现，平均生存期仅 8 个月。弥漫性大 B 细胞淋巴瘤可分为生发中心型和非生发中心型，前者预后较好。肾淋巴瘤临床表现和实验室检查均缺乏特异性，临床表现主要为侧腰部疼痛、血尿、腹部肿块、发热、体重减轻及急性肾功能衰竭等。

原发性肾淋巴瘤常规超声多表现为低回声肿块，边界不清，回声略低于原发性肾癌，内部回声可均匀或不均匀，并伴有肾体积增大，病灶周围肾组织可受压移位，较少表现为双侧肾弥漫性增大，失去正常结构。彩色多普勒超声示瘤内多为少血管型，呈"星点"状或无明显血流信号，较大的肿瘤可显示短线状血流信号。同时，由于非霍奇金淋巴瘤肿瘤组织内主要以淋巴细胞团为主，血管少，微血管密度低于典型恶性肿瘤，故超声造影强化程度低于肾细胞癌。

※ 经验教训

原发性肾淋巴瘤由于缺乏肾外浸润病灶，以肾占位为突出表现，较容易与肾癌、肾炎性肉芽肿等病变混淆，诊断存在较大难度，本例患者肾体积弥漫性增大，结构紊乱，以往由于缺乏对本病声像图表现的充分认识，随着超声诊断经验的积累以及超声新技术的应用，将会进一步提高对不同类型肾淋巴瘤声像图的识别能力。

※ 病例启示

常规超声多表现为肾体积弥漫性增大，结构紊乱，以及超声造影呈"同进快出，均匀性中等强化"增强模式对原发性肾淋巴瘤的诊断具有重要价值。

（魏淑萍 杨 斌）

第六节　肾上腺嗜铬细胞瘤

※ 病史

患者女性，45 岁，因"体检发现右肾上腺占位 2 个月余"入院，患者无发热、腰痛、肉眼血尿，无尿频、尿急、尿痛。临床初步诊断为"右侧肾上腺占位"。患者既往体质尚可，无"糖尿病、高血压、心脏病"病史，无手术、外伤及输血史。

※ 体格检查

肋脊角及腰部无隆起，无腰大肌刺激征。平卧位肾脏未触及。季肋点、上输尿管点、中输尿管点、肋脊点和肋腰点无压痛。肋脊角叩击痛（－）。耻骨上区无膨隆、无压痛、未触及包块。肛门与直肠及生殖器未见明显异常。

※ 常规超声

右侧肾上腺区见大小约 97mm×55mm 的类似椭圆形低回声团块，边界呈较高的清晰回声，内回声不均匀，CDFI 示团块内见较丰富彩色血流（图 2-6-1，图 2-6-2）。

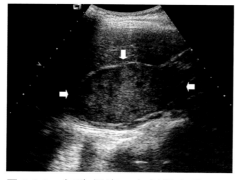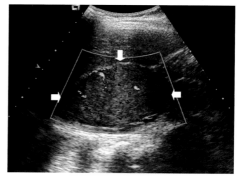

图 2-6-1　灰阶超声：右侧肾上腺区见一类椭圆形低回声团块（⇧），大小约 97mm×55mm，边界清晰，内回声不均匀

图 2-6-2　CDFI：团块内见较丰富彩色血流（⇧）

※ 超声造影

经外周静脉团注造影剂后，右肾上腺区团块快速增强，呈明显高强化，强化不均匀，延迟期团块强化早于同侧肾皮质消退（图 2-6-3，图 2-6-4）。

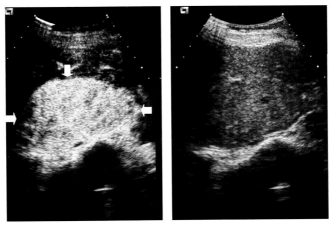

图 2-6-3　超声造影：右肾上腺区团块快速增强，
呈明显高强化，强化不均匀（⇧）

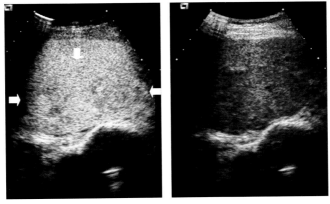

图 2-6-4　超声造影：延迟期团块强化减退（⇧）

综合常规超声及超声造影结果，患者右侧肾上腺区见一类似椭圆形低回声团块，边界呈较高的清晰回声，内回声不均匀，CDFI 示团块内见较丰富彩色血流。超声造影后肿块增强较快，呈明显高强化，强化不均匀，延迟期团块强化早于同侧肾皮质消退。

※ **超声提示**

右肾上腺区富血供占位，考虑嗜铬细胞瘤可能。

※ **术中所见**

右肾上极、肝脏面可见一大小约 8cm×6cm 肿块，质地较软，包膜完整，与肝的脏面及十二指肠、下腔静脉较粘连，肿瘤表面可见曲张静脉血管丛。切除组织送病检。

※ 鉴别诊断

肾上腺嗜铬细胞瘤多须与肾上腺皮质腺癌、肝肿瘤、肾上极肿瘤及腹膜后肿瘤相鉴别。

◆ 肾上腺皮质腺癌：皮质腺癌边缘不规则，肿瘤局部与周围组织或脏器分界不清，内部回声高低不均匀，同时局部常伴钙化，嗜铬细胞瘤外形较规则，呈圆形或椭圆形，内部以低回声为主，可见边缘不规则透声较差的无回声区。

◆ 肝肿瘤：发生于右肝后下偏内侧，向外生长占据肾上腺位置的肝肿瘤，应与肾上腺肿瘤鉴别。嗜铬细胞瘤受腹主动脉和下腔静脉搏动的影响，与肝不相连，在深呼吸时，肿瘤的移动常落后于肝移动。

◆ 肾上极肿瘤：肾上极肿瘤的肿块位于肾实质内，肾包膜回声不规则，肿瘤向集合系统浸润性生长，而肾上腺肿瘤可见肿瘤与肾窦间有受压轻度变薄的肾实质回声。

◆ 腹膜后肿瘤：腹膜后淋巴瘤或其他病理类型肿瘤的声像图表现可与嗜铬细胞瘤回声相似，超声检查应密切结合临床症状和实验室检查结果，进行综合判断。

※ 最终诊断

右侧肾上腺嗜铬细胞瘤。

※ 分析讨论

嗜铬细胞瘤 90% 发生在肾上腺髓质，绝大多数为单侧性，且多见于右侧，10% 左右为家族（双侧）性，家族性多见于儿童。肿瘤 90% 左右为良性，棕黄色，有包膜，内部常有囊性变，偶有出血。肿瘤体积多较大，常见直径 3～5cm，血供丰富。约 10% 为恶性嗜铬细胞瘤，可转移到肝、淋巴结、骨、肺等器官。临床表现主要为儿茶酚胺分泌增多引起的相关症状，多数患者表现为阵发性或持续性高血压，常伴剧烈头痛、多汗、面色苍白、心悸、手足厥冷、视物模糊、恶心呕吐及体重减轻等症状。本病手术治疗效果较好，若能早期诊断和准确定位，及时实施手术治疗，患者预后良好，目前嗜铬细胞瘤诊断多应用 CT 和超声检查，超声设备普及、方法简便、报告迅速，无损伤无辐射，不仅可以显示肿瘤的大小、形态，观察瘤内有无出血、坏死或囊性变，而且可以显示肿瘤与毗邻脏器的关系，从而于术前做出较准确的定位与定性诊断，同时超声造影可以实时动态观察肿瘤的血流灌注情况。

肾上腺嗜铬细胞瘤超声表现为肾上腺内见圆形或椭圆形、边界清晰的肿瘤回声，直径多在 3～5cm，较小的肿瘤内部回声呈均质的弱或中等回声，瘤体较大者，可与肾包膜回声构成典型的"海鸥征"，并且内部多伴有出血、坏死或囊性变，肿瘤内部可见圆形或椭圆形液性无回声区，位于右侧肾上腺的肿瘤可向前或向内侧挤压下腔静脉，向上挤压肝右后叶，较小的肿瘤内部血流信号较少，较大的肿瘤内部血流信号增多。超声造影后嗜铬细胞瘤的造影剂充填较快，达峰强度稍低于周围肝肾实质或相当。本例患者于右侧肾上腺区见一类似椭圆形低回声团块，边界呈较高的清晰回声，内回声不均匀，CDFI 示团块内见较丰富彩色血流，超声造影后显示为富血供肿瘤，因此，考虑肾上腺嗜铬细胞瘤可能。

※ 经验教训

要提高肾上腺嗜铬细胞瘤超声诊断的符合率，需准确识别嗜铬细胞瘤声像图表现，增强与其他肿瘤的鉴别诊断意识，嗜铬细胞瘤的声像图表现较有特征性，超声诊断时结合患者有儿茶酚胺分泌增多引起的典型临床表现，诊断结果更为准确，需注意的是，当临床高度怀疑患有嗜铬细胞瘤而超声未能显示肾上腺肿瘤时，除应仔细检查肾门周围之外，还应重点观察脊柱旁、腹主动脉旁有无肿瘤回声，以排除异位嗜铬细胞瘤。

※ 病例启示

常规超声有助于对肾上腺嗜铬细胞瘤做出术前较准确的定位与定性诊断，肾上腺超声造影检查是常规超声的有力补充，可以清晰显示肾上腺肿瘤的血流灌注情况，结合二维图像特征可以为诊断提供更多的信息，但肾上腺占位的超声造影病例数较少，超声造影在肾上腺占位性病变中的鉴别诊断价值尚需积累病理进一步探讨。

（魏淑萍　杨　斌）

第七节　肾嗜酸细胞瘤

※ 病史

患者女性，52 岁，无痛性肉眼血尿 10 余天，不伴发热、尿频尿急尿痛、夜尿增多等症状，外院 B 超检查发现右肾占位，门诊拟"右肾占位"收住入院。患者 10 年前无明显诱因出现右腰部酸胀不适感，未予以重视，曾于 2 年前出现一次肉眼血尿，持续时间短，未予以重视及治疗，自行消失。既往有"高血压病"病史 2 年，无手术、外伤、输血史。

※ 体格检查

肋脊角及腰部无隆起，无腰大肌刺激征。平卧位肾脏未触及。季肋点、上输尿管点、中输尿管点、肋脊点和肋腰点无压痛。肋脊角叩击痛（-）。耻骨上区无膨隆、无压痛、未触及包块。

※ 常规超声

右肾下极见大小约 88mm×67mm 等回声团块，内部回声欠均匀，可见放射状低回声区，CDFI 示其内部及周边可见较丰富彩色血流信号（图 2-7-1，图 2-7-2）。

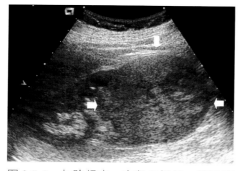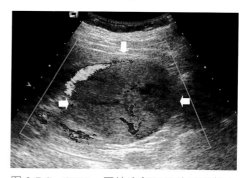

图 2-7-1　灰阶超声：右肾下极见一等回声团块（⇧），大小约 88mm×67mm，内部回声欠均匀，可见放射状低回声区

图 2-7-2　CDFI：团块内部及周边可见较丰富彩色血流信号（⇧）

※ 超声造影

注入造影剂后，肿块与肾皮质基本同步显影，并快速增强，呈高强化，其内强化不均匀，可见不规则充盈缺损区，其周边可见环状高强化假包膜，延迟期肿块内造影剂略早于肾皮质消退。综合常规超声及超声造影结果，患者右肾肿块回声欠均匀，CDFI 示其内部及周边可见较丰富彩色血流信号，超声造影后显示肿块呈高强化，其内强化不均匀，其周边可见环状高强化假包膜，延迟期肿块内造影剂略早于肾皮质消退（图 2-7-3 ～ 图 2-7-5）。

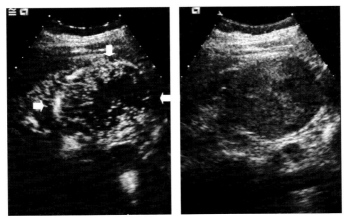

图 2-7-3　超声造影：注入造影剂后，肿块与肾皮质基本同步显影（↑）

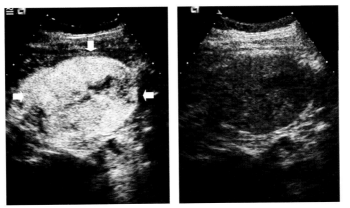

图 2-7-4　超声造影：动脉期肿块呈高强化，其内强化不均匀，
可见不规则充盈缺损区，其周边可见环状高强化假包膜（↑）

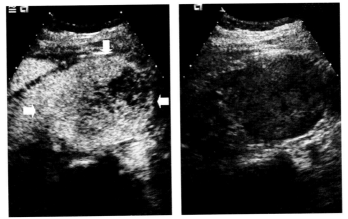

图 2-7-5　超声造影：延迟期肿块内造影剂略早于肾皮质消退（↑）

※ 超声提示

右肾实性占位，考虑肾癌可能。

※ 腹部 CT

右侧肾中下极见一大小约 84mm×72mm 类圆形混杂软组织密度影，边界光整，内见片状低密度影，增强后动脉早期不均匀明显强化，内见条片状无增强区，门静脉其病灶呈低密度改变，部分肾盏受压变形。提示：右肾占位，考虑右肾癌可能性大（图 2-7-6，图 2-7-7）。

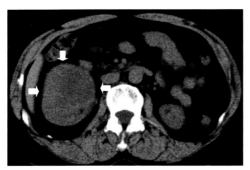 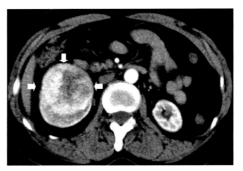

图 2-7-6　腹部 CT 平扫：右侧肾中下极见一类圆形混杂软组织密度影，内见片状低密度影，大小约 84mm×72mm，边界光整，内见片状低密度影（⇧）

图 2-7-7　腹部 CT 增强：右侧肾中下极增强后动脉早期不均匀明显强化（⇧）

※ 术中所见

右肾中下极可见一大小约 8.0cm×7.0cm 肿块突出于肾表面，边界清楚，质地中等，局限于肾筋膜内，对患者行腹腔镜下右肾根治性切除术。术后患者安返病房，切除组织送病检。

※ 鉴别诊断

肾嗜酸细胞瘤须与肾透明细胞癌、肾嫌色细胞癌及肾血管平滑肌脂肪瘤相鉴别。

◆ 肾透明细胞癌：透明细胞癌生长速度快，体积大者易出血坏死而囊变；瘤细胞多片状分布，间质成分少，声像图表现为低回声；可侵犯肾静脉、下腔静脉及淋巴结；对于体积小的病灶，两者鉴别有困难。

◆ 肾嫌色细胞癌：嫌色细胞癌呈中等血供，增强呈中等强化，钙化囊变比例高，"轮辐"状强化及"星"状瘢痕较少。

◆ 肾血管平滑肌脂肪瘤：肾血管平滑肌脂肪瘤多为高回声结节，回声强度高于嗜酸细胞瘤；超声造影呈中等或低增强，均匀增强，延迟消退。

※ 最终诊断

"右肾"嗜酸细胞肿瘤，结合免疫组化标记考虑为嗜酸细胞腺瘤。

※ 分析讨论

肾嗜酸细胞瘤是一种肾的良性上皮性肿瘤，肿瘤由胞浆嗜酸性的大细胞构成，其内线粒体丰富，可能来源于集合管的插入细胞。发病年龄较广，高峰在 70 岁前后。男性约为女性的两倍，大多数呈散发性。临床大多无症状，多数是因其他原因做影像学检查时发现，少数患者出现血尿，季肋部疼痛或触及包块。影像学检查是最重要的诊断和鉴别方法，CT 或 MRI 显示肿瘤中央放射状瘢痕，这是其特征性影像学表现。

常规超声显示：肿瘤多呈中等略强回声，这是因为瘤细胞排列方式多样，间质成分多，细胞与间质相间分布，形成多反射界面；肿瘤内部回声相对均匀，这是因为主要由嗜酸细胞构成，成分单一，瘤体生长缓慢，很少出血、坏死及钙化；肿瘤中央放射状低回声区是最具特征性的表现（主要出现在 33% 大体积肿瘤），这是因为肿瘤生长缓慢，中央长期慢性缺血，癌巢逐渐变小，纤维母细胞增生，最终形成瘢痕；同时肿瘤边界清晰，有完整假包膜，这是因为肿瘤呈堆挤式而非浸润性生长。CDFI 示：肿瘤周边及内部血供丰富，可见"轮辐"状血流。

超声造影示：动脉期早于肾皮质增强，由周边向中央增强；呈高增强，且强化程度随时间延迟强化逐渐增加；强化程度略低于肾透明细胞癌，高于嫌色细胞癌；延迟期可早于也可晚于肾皮质消退；中央有不规则无增强区；瘤周可见细环状无增强区（即假包膜）；内部可见"轮辐"状增强。

文献认为术前能明确诊断的应尽量行保留肾单位手术，但临床诊断困难，常因误诊为肾癌而行肾根治性切除术，超声造影诊断仍有困难，而时间强度曲线定量分析对鉴别有一定帮助。

※ 经验教训

由于肾嗜酸细胞瘤的一些常规超声与超声造影表现与肾癌相似，因此，对于不典型的病例容易误诊，本例患者肾肿块中央有放射状低回声区，具有相对特征性的表现，须考虑到嗜酸细胞瘤的可能，对于临床怀疑的病例建议进一步行其他影像学检查、穿刺活检或术中冰冻病理，避免不必要的肾切除。

※ 病例启示

肾嗜酸细胞瘤的一些常规超声与超声造影表现与肾癌相似，因此，对于不典型的病例容易误诊，而典型病例的特征性超声表现如中央放射状低回声区，有助于明确诊断。

（魏淑萍　杨　斌）

第八节　肾血管平滑肌脂肪瘤

※ 病史

患者女性，49 岁，因"体检发现左肾占位"入院，不伴发热，腰痛，腹痛，肉眼血尿，尿频、尿急、尿痛等。临床初步诊断为"左肾占位"。发病以来患者一般情况尚可，既往体质一般，无手术、外伤、输血史。入院后临床检验结果提示：尿常规红细胞阳性（2+），余各项指标正常。

※ 体格检查

肋脊角及腰部无隆起，无腰大肌刺激征。平卧位肾脏未触及。季肋点、上输尿管点、中输尿管点、肋脊点和肋腰点无压痛。肋脊角叩击痛（－）。耻骨上区无膨隆、无压痛、未触及包块。肛门与直肠及生殖器未见明显异常。

※ 常规超声

左肾上极见一大小约 30mm×26mm 的低回声团块，突出于肾外，形态规则，边界尚清，内回声尚均匀，内可见小片状略强回声区，CDFI 示团块内未见明显彩色血流信号（图 2-8-1，图 2-8-2）。

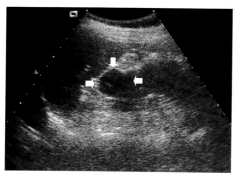

图 2-8-1　灰阶超声：左肾上极见一低回声团块（↑），突出于肾外，形态规则，边界清，大小约 30mm×26mm，内回声尚均匀，内可见小片状略强回声区

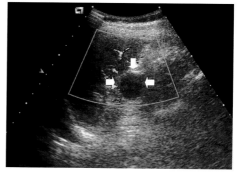

图 2-8-2　CDFI：团块内未见明显彩色血流信号（↑）

※ 超声造影

经外周静脉团注造影剂后，该团块与肾皮质基本同步显影，快速增强，呈中等强化，强化欠均匀，周边可见环形强化包膜，延迟期略早于肾皮质消退（图 2-8-3，图 2-8-4）。

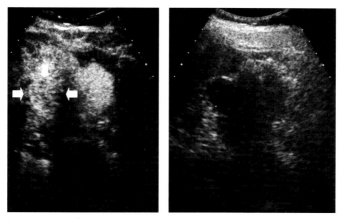

图 2-8-3 超声造影：动脉期团块呈中等强化，强化欠均匀，周边可见环形强化包膜（⇧）

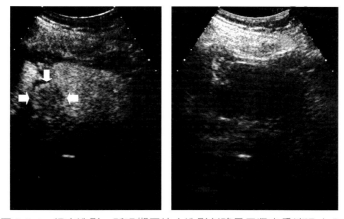

图 2-8-4 超声造影：延迟期团块内造影剂略早于肾皮质消退（⇧）

综合常规超声及超声造影结果，左肾上极见一低回声团块，突出于肾外，界尚清，内回声尚均匀，内可见小片状略强回声区，CDFI 示团块内未见明显彩色血流信号。超声造影后，团块与肾皮质基本同步显影，快速增强，呈中等强化，强化欠均匀，周边可见环形强化包膜，但延迟期团块略早于肾皮质消退。

※ 超声提示

左肾上极占位，考虑肾癌。

※ 腹部 CT

左肾上极见一类圆形软组织肿块，突出于肾轮廓外，大小约 25mm×28mm，增强后动脉期肿块呈不均匀强化，静脉期和延迟期强化程度减低。提示：左肾上极肿块，不排除肾癌的可能（图 2-8-5 ～ 图 2-8-7）。

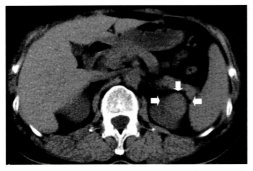

图 2-8-5 腹部 CT 平扫：左肾上极见一类圆形软组织肿块，突出于肾轮廓外，大小约 25mm×28mm（⇧）

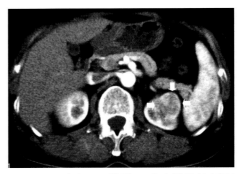

图 2-8-6 腹部 CT 增强：动脉期肿块呈不均匀强化（⇧）

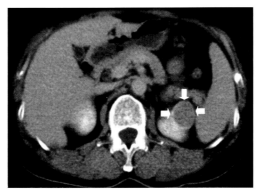

图 2-8-7 腹部 CT 增强：延迟期团块强化程度减低（⇧）

※ 术中所见

于全身麻醉下行机器人辅助腹腔镜下左肾部分切除术，术中左肾上极可见一大小约 30mm×26mm 肿块突出肾脏表面，边界清楚，质地软，局限于肾周筋膜内。切除组织送病理检查。

※ 鉴别诊断

肾血管平滑肌脂肪瘤须与肾细胞癌相鉴别。

◆ 肾细胞癌：低回声的肾细胞癌与乏脂肪的肾错构瘤其声像图表现有相似之处，但前者生长速度快，体积大者易出血坏死而囊变；瘤细胞多片状分布，间质成分少，声像图表现为低回声；可侵犯肾静脉、下腔静脉及淋巴结。超声造影后常表现为高强化、强化不均匀、延迟期强化减退及有假包膜。

※ 最终诊断

左肾血管平滑肌脂肪瘤，中间型（潜在恶性）。

※ 分析讨论

肾血管平滑肌脂肪瘤又称肾错构瘤，是肾最常见的良性肿瘤，其发病率占肾肿瘤的 2% ~ 3%，多见于女性，临床上多无明显症状，通常多偶然发现。肿瘤主要由血管、平滑肌和脂肪组织三种成分构成，超声回声表现主要由各成分的比例决定。当肿瘤中脂肪成分比例＜20%时称乏脂肪型错构瘤，占血管平滑肌脂肪瘤的 5%，而乏脂肪型错构瘤因脂肪含量较少，CT无法发现其内特异性的脂肪成分，常规超声则因为声像图多显示为低回声，因而均容易误诊为肾癌。而本例患者左肾肿瘤为直径≤ 3cm 的小肾肿瘤，则与小肾癌的鉴别更加困难。

超声造影实时成像可提高肾肿瘤内微弱血流的显示敏感度，对鉴别诊断肾良恶性肿瘤较常规超声有明显优势，对于少血供的肾血管平滑肌脂肪瘤，其血流显示敏感度高于增强 CT。低回声为主型肾血管平滑肌脂肪瘤超声造影多呈"快进慢出"征象，然而此种"快进慢出"不同于肾癌，其灌注多由肿块周边开始，与肾皮质基本同步，多呈均匀性等强化，且强化时间较肾癌延长，廓清速度更为缓慢，与 CT 研究结果相似。超声造影表现多与肿瘤病理特点相吻合，肾血管平滑肌脂肪瘤内部均质，微血管较少，血管发育畸形，走行纡曲，且为厚壁血管，血流阻力高，流速缓慢，造影剂灌注后增强时间延长而廓清延迟，因此，均匀性等强化和延迟强化等征象是较可靠的诊断乏脂肪型肾血管平滑肌脂肪瘤的依据。

本例患者左肾肿瘤常规超声为低回声团块，CDFI 示团块内未见明显彩色血流信号。超声造影后，团块与肾皮质基本同步显影，快速增强，呈中等强化，强化欠均匀，同时周边可见环形强化"假包膜"，延迟期团块略早于肾皮质消退，其超声表现与肾癌有交叉。病理结果显示该肿瘤为中间型的血管平滑肌脂肪瘤，此型肿瘤被定义为不同于经典型肾血管平滑肌脂肪瘤的罕见亚型，脂肪成分少甚至缺乏，具有侵袭性和潜在恶性，影像学和组织学上与肉瘤样变的肾癌或低分化肾癌类似而难以鉴别，其超声造影的"快进快出"型表现进一步提示肿块内含有类似恶性的粗大血管，恶性表现不容忽视。

※ 经验教训

均匀性等强化和延迟强化等征象是较可靠的诊断低回声为主型肾血管平滑肌脂肪瘤的依据。但对于体积较小的良恶性肿瘤（直径≤ 3cm）超声造影均多表现为均匀性强化，因此，以肿块强化的均匀性判断肿瘤的良恶性对于小体积的肾肿瘤应用价值有限。乏脂肪型肾血管平滑肌脂肪瘤的某些增强模式与肾癌有交叉，鉴别具有一定困难，随着超声诊断经验的积累及超声造影新技术的应用，将会进一步提高对乏脂肪型肾血管平滑肌脂肪瘤的识别能力。

※ 病例启示

乏脂肪型肾血管平滑肌脂肪瘤的一些常规超声与超声造影表现与肾癌有交叉，因此，对于不典型的病例容易误诊，但超声造影实时成像可提高肾肿瘤内微弱血流的显示敏感度，对鉴别诊断肾良恶性肿瘤较常规超声有明显优势，可反映肿瘤内部血供情况，为临床诊断提供更丰富的信息。

（魏淑萍　杨　斌）

第九节　后肾腺瘤

※ 病史

患者女性，55 岁。因"体检发现左肾占位"入院，外院 B 超提示：左肾占位，不伴发热，腰痛，腹痛，肉眼血尿，尿频、尿急、尿痛等。临床初步诊断为"左肾占位"。发病以来患者一般情况尚可，既往平素体健，无手术、外伤、输血史。入院后临床检验各项指标正常。

※ 体格检查

肋脊角及腰部无隆起，无腰大肌刺激征。平卧位肾未触及。季肋点、上输尿管点、中输尿管点、肋脊点和肋腰点无压痛。肋脊角叩击痛（－）。耻骨上区无膨隆、无压痛、未触及包块。肛门与直肠及生殖器未见明显异常。

※ 常规超声

左肾上极见一大小约 32mm×31mm 的低回声团块，边界尚清，形态规则，CDFI 示团块内未见明显彩色血流信号（图 2-9-1，图 2-9-2）。

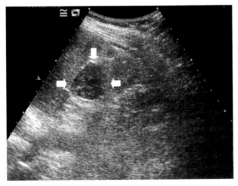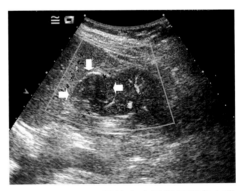

图 2-9-1　灰阶超声：左肾上极见一低回声团块（↑），大小约 32mm×31mm，界清，形态欠规则

图 2-9-2　CDFI：团块内未见明显彩色血流信号（↑）

※ 超声造影

经外周静脉团注造影剂后，该团块晚于肾皮质显影，团块内部见少量造影剂增强，呈低强化，强化尚均匀，强化后边界清晰，延迟期早于肾皮质消退（图 2-9-3 ~ 图 2-9-5）。

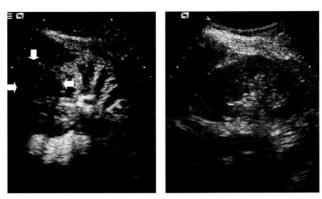

图 2-9-3　超声造影：左肾上极团块晚于肾皮质显影（↑）

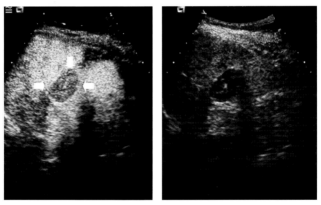

图 2-9-4　超声造影：动脉期团块呈低强化，强化尚均匀，强化后边界清晰（↑）

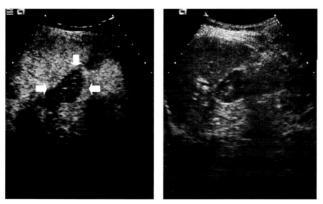

图 2-9-5　超声造影：延迟期团块内造影剂早于肾皮质消退（↑）

　　综合常规超声及超声造影结果，左肾上极见一低回声团块，界清，形态规则，CDFI 示团块内未见明显彩色血流信号。超声造影后，团块晚于肾皮质显影，团块内部见少量造影剂增强，呈低强化，强化尚均匀，强化后边界清晰，延迟期早于肾皮质消退。

※ 超声提示

左肾上极乏血供占位，不排除肾癌。

※ 腹部 CT

左肾上极可见一类圆形占位，长径约 3.2cm，边界清晰；平扫呈等密度，中心可见点状钙化灶；增强扫描见渐进性轻度强化。提示：左肾上极实性肿块，不排除乏血供肾癌（图 2-9-6 ～图 2-9-8）。

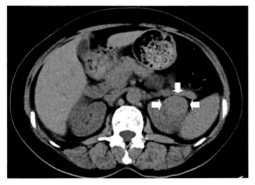

图 2-9-6　腹部 CT 平扫：左肾上极可见一类圆形占位（↑），平扫呈等密度，中心可见点状钙化灶

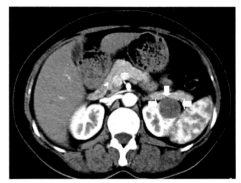

图 2-9-7　腹部 CT 增强：动脉期左肾肿块轻度强化（↑）

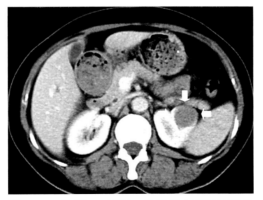

图 2-9-8　腹部 CT 增强：静脉期左肾肿块强化程度渐进性增强（↑）

※ 术中所见

于全身麻醉下行腹腔镜左肾根治性切除术，剖开手术标本，左肾上极可见一约 3cm×3cm

大小的肿块，突向肾脏内部，边界欠清，质地中等，局限于肾筋膜内。切除组织送病理检查。

※ 鉴别诊断

后肾腺瘤须与肾细胞癌相鉴别，特别是肾透明细胞癌、嫌色细胞癌、乳头状细胞癌相鉴别。

◆ 肾透明细胞癌：肾透明细胞癌是最常见的肾细胞癌，其生长速度快，体积大者易出血坏死而囊变，是富血供的肿瘤，可侵犯肾静脉、下腔静脉及淋巴结。超声造影后常表现为高强化、强化不均匀、延迟期强化减退以及有假包膜。

◆ 肾嫌色细胞癌：两者均为乏血供肿瘤，鉴别十分困难，两者有相似的增强特征，均为持续渐进的轻度强化，但嫌色细胞癌极少有囊变、出血或坏死，增强时多均匀强化，有时呈"轮辐"状增强。

◆ 肾乳头状细胞癌：两者同样表现为乏血供、持续渐进的轻、中度强化，两者极难鉴别，需要通过术前穿刺活检或术中冰冻病理检查鉴别。

※ 最终诊断

后肾性腺瘤，部分向周围肾组织浸润性生长。

※ 分析讨论

后肾腺瘤是一种罕见的肾原发的良性上皮性肿瘤，来源于肾胚胎发育过程中的残留组织，约占成年人肾上皮源性肿瘤的 0.2%。可发生于儿童或成人，多数发病年龄为 50～60 岁，男女比例约 1:2，多为单侧单病灶。后肾腺瘤生长缓慢，多为偶然发现，无明显临床症状，实验室检查大多无异常。虽然有个别报道其可转移至淋巴结或骨，但后肾腺瘤被普遍认为是一种良性肿瘤，有良好预后，部分病例可行保留肾单位，肾部分切除术成功切除肿瘤。目前临床报道的后肾腺瘤病例较少，临床工作中对其缺乏足够的认识，容易被误诊为肾恶性肿瘤，尤其是最常见的肾细胞癌。为了避免由于误诊而施行不必要的根治性肾切除术，术前正确诊断极为重要。超声造影是真正的血池显像，特别是对于乏血供的肾肿瘤，超声造影能有效显示肿瘤内部的微血管。

后肾腺瘤内多呈低回声，少数为高回声或弱回声，本例患者左肾病灶常规超声表现为低回声的团块，超声造影后呈低增强，且延迟期早于肾皮质消退，这与肾乳头状细胞癌极难鉴别。肾乳头状细胞癌为乏血供肿瘤，由于肾细胞癌是成人最常见的肾恶性肿瘤，发病率较高，因此，大多数后肾腺瘤都被误诊为肾癌，需要通过术前穿刺活检或术中冰冻病理检查鉴别。

※ 经验教训

后肾腺瘤是罕见的良性肾上皮源性肿瘤，超声造影表现为乏血供肿瘤，其常规超声及超声造影表现与其他乏血供肾恶性肿瘤难以鉴别，可行术前穿刺活检或术中冰冻病理检查鉴别。

正确认识并考虑到本病的可能，有助于指导手术方案制定，避免不必要的根治性肾切除术，鉴于后肾腺瘤有转移的个例报道，因此，后肾腺瘤应进行长期密切的随访。

※ 病例启示

后肾腺瘤的影像学表现缺乏特征性，单凭影像学所见难与其他病理性质的肾肿瘤准确鉴别，但超声检查简便，并可准确检测肾肿瘤的大小，观察肿瘤的形态、内部结构、肿瘤与周围组织关系，超声造影检查可排除与后肾腺瘤有关的大部分肾良性与恶性肿瘤，从而可为诊断与鉴别诊断提供有价值的资料。

（魏淑萍　杨　斌）

第十节　移植肾假性动脉瘤

※ 病史

患者男性，48 岁，因患"尿毒症"行肾移植手术一年，发现血压升高两周，最高为 180/130mmHg，无头晕、头痛，无黑蒙，不伴腰痛、腹痛。拟"高血压"收治入院，完善各项监测。

※ 常规超声

右侧髂窝处可见移植肾，大小约 122mm×74mm×72mm，CDFI 示肾皮质血流稀疏，肾窦 分离约 24mm，肾门处见一大小约 43mm×40mm 的厚壁无回声区，可见搏动边界清，形态欠规则，CDFI 示髂内动脉与之相通，形成涡流，破口处收缩期可探及高速动脉血流频谱（图 2-10-1，图 2-10-2）。

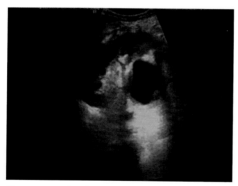 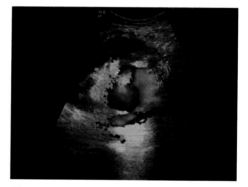

图 2-10-1　灰阶超声：肾门处见一类圆形无回声团，边界清晰，内透声佳

图 2-10-2　CDFI：肾门处箭头所示髂内动脉与无回声团相通，形成典型的红、蓝相间涡流样信号

※ 超声造影

团注造影剂后于 15 秒左右移植肾肾皮质开始显影，肾皮质增强缓慢，增强程度不高。肾门处无回声迅速增强，并可见明亮的血流从肾主动脉一侧流入腔内，团块强化始终高于肾实质（图 2-10-3，图 2-10-4）。

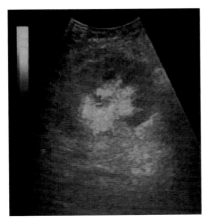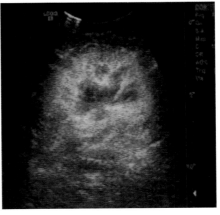

图 2-10-3 超声造影：肾皮质增强缓慢，增强程度不高，提示肾脏供血不足

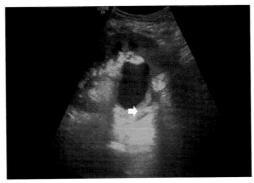

图 2-10-4 灰阶超声：团注造影剂后，在灰阶模式下观察，
载着造影剂的高回声血流信号从髂血管沿瘤壁喷射入瘤腔内，内呈"云雾"状翻动（↑）

※ 超声提示

移植肾；移植肾轻度积水；移植肾肾主动脉假性动脉瘤；移植肾内供血不足。

※ 鉴别诊断

◆ 动静脉瘘：灰阶超声表现为肾内低回声或无回声区，呈囊样扩张时边界清晰；彩色多普勒模式下病变处探及境界不清的五彩镶嵌的彩色信号，并见以此为中心向外周扩散的彩色散乱信号。脉冲多普勒（PW）显示舒张期速度值抬高、收缩期峰值降低，阻力指数更低，频谱呈"毛刺"状。超声造影时，显示瘘腔呈高增强区，高于同级动脉，肾静脉显影早于肾实质。

◆ 肾内囊性肿块：灰阶超声表现为肾内圆形或类圆形无回声区，边界清晰；CDFI 显示内部无血流信号；超声造影后无回声区内不显影。

- ◆ 后腹膜肿瘤：腹部肿块无搏动性，尤其是典型的膨胀性搏动。腹部 CT、磁共振血管成像（MRA）、数字减影血管造影技术（DSA）等均可鉴别。
- ◆ 盆腔包块：与盆壁紧密粘连的炎性包块，常需手术和病理检查才能确诊。

※ 最终诊断

- ◆ 移植肾假性动脉瘤。
- ◆ 移植肾术后。
- ◆ 高血压。
- ◆ 慢性肾衰竭。

※ 分析讨论

移植肾假性动脉瘤是肾移植术后较少见的血管并发症，在肾移植人群发生率＜1%，其可能导致高血压、移植肾功能受损或丧失，甚至导致受者死亡。依据其发生部位分为肾内型和肾外型。肾内型假性动脉瘤多发生于穿刺活检后；肾外型假性动脉瘤常发生于动脉吻合口。本病临床表现常缺乏特异性或不典型，主要依靠超声、CT、MRI 和血管造影等手段诊断。

※ 病例启示

B 型超声检查提示移植肾肾门处囊性包块，压迫输尿管形成肾盂积液，CDFI 检查提示该处探及涡流信号。

超声造影可以观察从髂内或髂外动脉、肾主动脉、假性动脉瘤瘤腔及移植肾内造影剂微泡依次显影的情况，显示的肾外动、静脉走行不受呼吸或彩色混叠影响，更便于观察受损动脉走向、瘤腔内微泡充填范围、造影剂有无充盈缺损、瘤体附着血管位置以及移植肾肾内灌注状况的动态等，对假性动脉瘤瘤体大小、数目、瘤腔内有无附壁血栓、复杂瘤体与载瘤动脉的关系提供了更加准确的信息。

（卢晓玲　杨　斌）

第十一节 腺性膀胱炎

※ 病史

患者男性，47 岁。因"体检发现膀胱肿瘤 13 天"入院。患者无腰部酸痛，不伴发热，无肉眼血尿。临床初步诊断为"膀胱肿瘤"。患者既往体质一般，有左侧腹股沟疝手术病史，否认外伤、输血史。

※ 体格检查

肋脊角及腰部无隆起，无腰大肌刺激征。平卧位肾脏未触及。季肋点、上输尿管点、中输尿管点、肋脊点和肋腰点无压痛。肋脊角叩击痛（-）。耻骨上区无膨隆、无压痛、未触及包块。肛门与直肠及生殖器未见明显异常。

※ 常规超声

膀胱充盈佳，膀胱壁近三角区可见数个低回声团块凸起，较大的约 20mm×16mm，边界清晰，形态不规则，内回声欠均匀，宽基底，CDFI 示内未见彩色血流信号（图 2-11-1，图 2-11-2）。

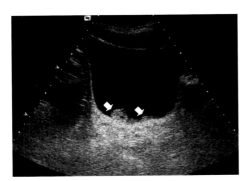

图 2-11-1 灰阶超声：膀胱壁近三角区可见数个低回声团块凸起（⇧），较大的约 20mm×16mm，边界清晰，形态不规则，内回声欠均匀，宽基底

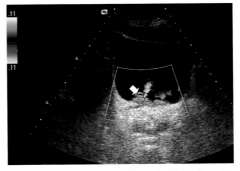

图 2-11-2 CDFI：团块内未见彩色血流信号，双侧输尿管口可见"喷尿"（⇧）

※ 超声造影

经外周静脉团注造影剂后，膀胱内团块显影，呈中等强化，强化欠均匀，不侵犯膀胱壁，增强晚期强化减退（图 2-11-3，图 2-11-4）。

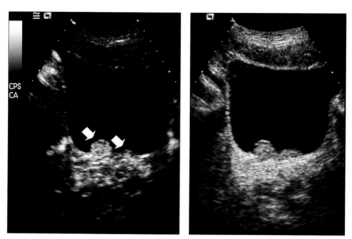

图 2-11-3　超声造影：增强早期膀胱内团块呈中等强化，强化欠均匀（↑）

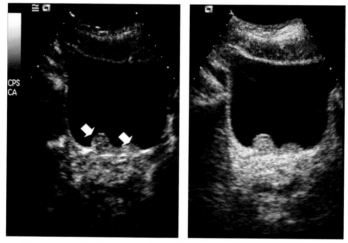

图 2-11-4　超声造影：增强晚期膀胱内团块强化减退（↑）

综合常规超声及超声造影结果，患者膀胱内肿块边界清晰，形态不规则，内回声欠均匀，宽基底，不侵犯膀胱壁，但超声造影后显示肿块中等强化，同时患者无血尿及膀胱刺激症状。

※ 超声提示

膀胱内实性肿块，考虑炎性？肿瘤？建议进一步检查。

※ 术中所见

膀胱镜顺利经尿道进入膀胱，见膀胱内多发"滤泡"样新生物，以三角区为甚，新生物大的约 2.5cm，无蒂，膀胱颈口及后壁也见"滤泡"样新生物，双侧输尿管口均被新生物覆盖，予电刀将新生物切除，见新生物血管丰富，电凝止血。切除组织送病理检查。

※ 鉴别诊断

腺性膀胱炎多须与膀胱肿瘤、输尿管肿瘤、输尿管囊肿、输尿管痉挛和膀胱结石相鉴别。

◆ 膀胱肿瘤：典型的腺性膀胱炎黏膜明显增厚，其内可见"蜂窝"状或"囊泡"样小无回声区，较有特征性。但腺性膀胱炎中结节型和乳头型易与膀胱肿瘤混淆。应用彩色多普勒超声检测到明显血流信号时应考虑为膀胱肿瘤，而腺性膀胱炎很难检测到血流。膀胱肿瘤首发症状为无痛性肉眼血尿，而腺性膀胱炎多表现为尿频、尿急、尿痛等膀胱刺激症状。

◆ 膀胱结石和凝血块：实时观察膀胱结石和血凝块，随体位改变可移动或有漂浮感，而腺性膀胱炎改变体位时，病变位置无变化。

※ 最终诊断

腺性膀胱炎。

※ 分析讨论

腺性膀胱炎又称为囊腺性膀胱炎、腺性囊性膀胱炎，是慢性膀胱炎中的特殊类型，男性多于女性。病理改变为膀胱黏膜移行上皮细胞变性与化生，并向黏膜下生长、增生而形成细胞巢，可见腺体或腺管形成，腔内有分泌物，部分腺体呈瘤样增大或囊状扩张。腺性膀胱炎多发生在膀胱三角区及其周围，病情较重者，病变范围较大并可阻塞双侧输尿管开口，导致输尿管扩张和双肾积水。主要临床症状为不明原因的镜下或肉眼血尿，多呈间歇性或反复发作。病情较重者可伴有尿急、尿频、尿痛等症状。膀胱镜检查是诊断膀胱炎的最有效方法，但该检查患者痛苦较大，并有创伤性，因此，不适合作为一种常规诊断方法，尤其对于具有典型膀胱炎症状的，膀胱镜检查为禁忌证。CT 平扫显示：膀胱壁不规则增厚，难以确定病变性质时，超声检查能弥补上述检查的不足，CDFI 能观察到病变内的血流信号，而超声造影显示：血流敏感性更高，能显著增强病变内血流显示，为临床诊断提供更丰富的信息。

本例患者临床症状不典型，无明显的膀胱刺激症状，主要为常规体检发现膀胱病变，腺性膀胱炎声像图特征可分为三种类型，（1）结节型：表现为膀胱三角区或周围黏膜局限性增厚，表面不光滑或呈结节状，结节基底部宽大，内部回声不均匀，较大的结节内可见多个小无回声区。（2）乳头型：膀胱黏膜局部增厚，可见息肉样或乳头状肿物突入膀胱腔内，基底部较窄小，轮廓清晰，肿物内部回声相对较高。（3）增厚型：膀胱壁弥漫性增厚，增厚程度不一，增厚的黏膜表面不光滑，内部回声不均匀，可显示多个小无回声区或呈"蜂窝"状改变，膀胱充盈受限，尿液容量明显减少。本例患者声像图特征表现为结节型或乳头型，CDFI 未见明显彩色血流信号，但超声造影后显示中等强化，术中所见新生物血管丰富，超声造影准确显示了内部血流特征。

※ 经验教训

本例患者临床症状不典型，无明显的膀胱刺激症状，主要为常规体检发现膀胱病变，常规超声检查应注意病灶能否随体位改变移动，CDFI 有无血流信号显示。应注意与膀胱肿瘤、输尿管下段肿瘤及膀胱结石等相鉴别，超声造影有助于更准确地显示病变内部血流特征。但临床表现不典型，确诊存在困难时，还应结合其他检查如 CT 或膀胱镜等。对于不引起膀胱黏膜增厚的膀胱炎，超声检查无明显异常改变者，也不能排除膀胱炎的诊断，对此须密切结合临床症状做综合分析。

※ 病例启示

腺性膀胱炎中结节型和乳头型易与膀胱肿瘤混淆。超声检查是诊断腺性膀胱炎的重要方法，超声检查能观察到病变内的血流信号，而超声造影有助于更准确地显示病变内部血流特征。

（魏淑萍　杨　斌）

第十二节 膀胱横纹肌肉瘤

※ 病史

患儿男性，5 岁，无明显诱因出现上腹部疼痛 4 天，疼痛为间断发作，有腹胀，无明显诱因出现肉眼血尿 8 小时，至当地医院就诊，有尿痛，伴恶心、呕吐，呕吐物为胃内容物。查尿常规：尿潜血（3+）、尿白细胞（3+）、尿蛋白（3+）、红细胞 6431 个 /μl、白细胞 305 个 /μl、B 超示膀胱内见一约 33cm×20cm 混合性回声，考虑可能为血凝块。为求进一步治疗，遂转诊至我院。病程中，患儿精神可，食欲不振，无发热、无腹泻，尿量正常，大便正常，体重无明显变化。

※ 血液检查

中性粒细胞百分数 32.40%（↓）、红细胞比容 0.383L/L（↓），免疫球蛋白 κ 轻链 5.11g/L（↓）、免疫球蛋白 G（IgG）6.290g/L（↓）、免疫球蛋白 E（IgE）263.0IU/ml（↑），纤维蛋白原 1.84g/L（↓）。

※ 常规超声

膀胱充盈良好，膀胱右后壁可见稍低回声团块状软组织密度影，边缘呈分叶状，大小约 23mm×22mm，CDFI 内部可探及较丰富的血流信号，PW 可测及高阻动脉频谱，RI=0.70。超声提示：膀胱右后壁实性占位，建议进一步检查（图 2-12-1，图 2-12-2）。

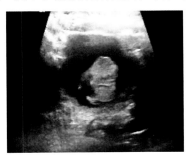
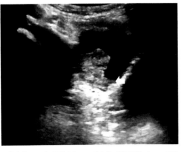
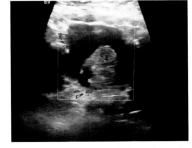

图 2-12-1　灰阶超声：膀胱三角区稍低回声团块，突向膀胱内，形态不规则，呈分叶状，回声欠均匀，宽基底，相连膀胱壁不均匀增厚（↑）

图 2-12-2　CDFI：内部可探及较丰富的彩色血流信号

※ 腹部 X 线静脉尿路造影

双肾轮廓清晰，大小、形态在正常范围内；双肾区、输尿管区、膀胱区未见明显异常高密度影。经静脉注入造影剂后分别于 7 分钟、15 分钟、30 分钟摄片：双肾盂、肾盏及肾盏杯口显影良好，未见充盈缺损、扩张及破坏征象。松压后摄片：双侧输尿管显示，造影剂通过顺畅，无明显梗阻征象；膀胱充盈尚可，膀胱底见一团块状充盈缺损影，大小约 24mm × 13mm。诊断结论：膀胱底占位，建议进一步检查（图 2-12-3）。

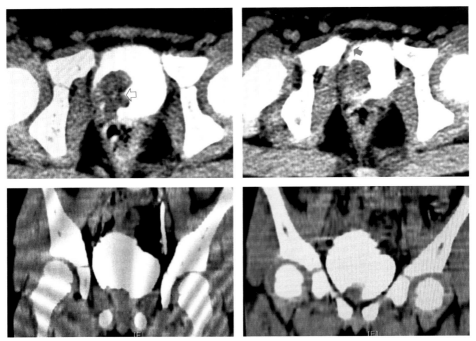

图 2-12-3　静脉尿路造影：膀胱内不规则分叶状充盈缺损。肿块不规则分叶（ ⇦ ）；肿块相连，膀胱壁不均匀增厚，另见数个小突起（ ⬆ ）

※ 最终诊断

患者做了膀胱镜检并组织活检术，病理示：小细胞恶性肿瘤，会诊后确诊为横纹肌肉瘤。

※ 鉴别诊断

◆ 膀胱乳头状瘤：良性肿瘤，多单发，有蒂，形态规则，表面光滑，声像图略强回声或高回声，膀胱壁不出现不均匀增厚，不向邻近组织侵犯，增强后较横纹肌肉瘤强化更明显。而本病多为多个息肉样突起，起源于黏膜下层，形态不规则，相邻膀胱壁不均匀增厚。

◆ 膀胱内血凝块：会随体位改变而移动，CDFI 示无血流信号，增强后不强化。

◆ 慢性膀胱炎：膀胱壁轻—中度增厚，表面粗糙，回声不均匀。膀胱腔内可见游动的点状强回声。临床上常有典型尿频、尿急、尿痛等症状，经抗感染治疗后症状好转，复查超声膀胱壁多恢复正常。

◆ 膀胱癌：原发性膀胱癌在小儿中十分罕见。多伴有间歇性、无痛性肉眼血尿。病理类型多为分化较好的低度恶性潜能尿路上皮乳头状肿瘤或低级别尿路上皮癌，肌层浸润少见，临床预后较好。超声下表现为膀胱三角区内壁局限性增厚或隆起，呈结节状或菜花样，形态不规则。

※ 分析讨论

横纹肌肉瘤是小儿较常见的软组织恶性肿瘤，是下尿路肿瘤中发病率最高的恶性肿瘤，占膀胱恶性肿瘤的绝大部分。儿童膀胱横纹肌肉瘤常见于 11 岁以下幼儿童，75% < 5 岁，男孩多于女孩。好发于膀胱三角区、颈部、尿道内口，其主要累及前列腺、膀胱、阴道及睾丸、附睾区域。主要临床表现为排尿困难、尿频、尿痛，若出现血尿，表明病变已到晚期，累及黏膜层。

超声表现为膀胱腔内簇状宽基底低回声肿块，相连膀胱壁增厚，边缘不光滑，肿块内未见明显坏死和钙化，可见丰富的血流信号，PW 可测及动脉频谱。如蔓延至整个膀胱，则膀胱轮廓不完整，可见尿潴留，梗阻严重时可见双肾积水及双侧输尿管扩张。

排泄性尿路造影或逆行膀胱造影表现：息肉样型表现为大小不等、边缘光滑锐利的葡萄簇样充盈缺损。

※ 病例启示

小儿膀胱占位可见于膀胱移行细胞癌、横纹肌肉瘤以及炎性增生所致等，当出现血尿、排尿困难以及尿痛，影像学检查如超声检查、CT 扫描发现膀胱内有多发息肉样占位，膀胱壁不均匀增厚，肿块血流信号丰富，膀胱造影出现充盈缺损时，应考虑到膀胱横纹肌肉瘤。如同时发现前列腺、阴道、精索、附睾等出现肿块，横纹肌肉瘤的可能性更大，确诊靠膀胱镜及活检。

（卢晓玲　杨　斌）

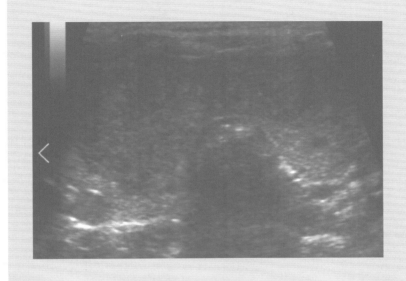

【第三章】

浅表器官

第一节　甲状腺未分化癌

※ 病史

患者女性，30 岁，因 "体检发现甲状腺峡部包块 1 个月" 来院就诊。既往体健，否认肝炎、结核、疟疾等传染病病史。查体：颈软，气管居中，无颈动脉异常搏动，双侧甲状腺上下极未闻及血管杂音，峡部甲状腺可触及包块，大小约 5cm×2cm，包块表面光滑，质地中软，边界尚清，与周围组织无粘连，移动尚可，无波动感，无压痛，可随吞咽上下移动。

※ 影像学检查

常规超声及弹性成像　甲状腺形态饱满，体积增大，内回声紊乱，见多个低回声团块，大部分相互融合，边界模糊，较大位于右叶及峡部，范围约 49mm×24mm，形态不规则，内回声分布不均匀，其内可见散点状强回声，CDFI 见丰富彩色血流信号，弹性评分 3 分；另左叶见散点状强回声，范围约 15mm×12mm。双侧颈部可探及多个类圆形低回声团块，个别相互融合，边界尚清，淋巴门未见，较大的位于左侧，大小约 30mm×15mm，CDFI 示内见彩色血流信号（图 3-1-1 ~ 图 3-1-3）。

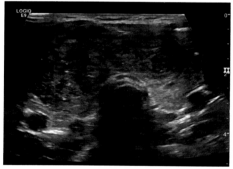

图 3-1-1　灰阶超声：甲状腺右叶及峡部弥漫性低回声团块，回声分布不均匀，边界不清，形态不规则，内可见散点状强回声，前包膜连续性中断

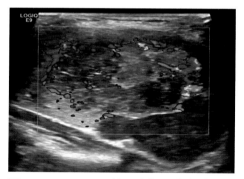

图 3-1-2　CDFI：团块周边探及丰富的血流信号

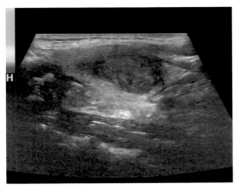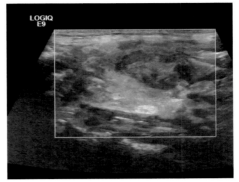

图 3-1-3　超声弹性成像：团块应力弹性评分 3 分

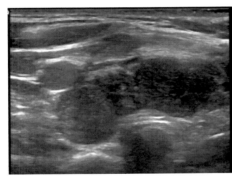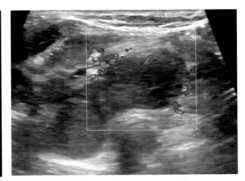

图 3-1-4　颈部灰阶超声及 CDFI：颈部多发异常肿大淋巴结，形态饱满，
长宽比＜ 2，回声偏低，淋巴门消失，CDFI 探及周边型血流信号

※ 超声造影

　　注射造影剂后，造影剂从团块周边向内部逐渐增强，呈不均匀中低强化，前包膜局部不增强，增强后团块与正常甲状腺组织分界不清，团块消退早于正常甲状腺组织（图 3-1-5）。

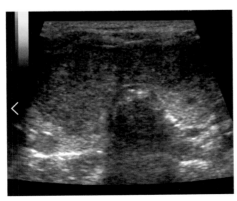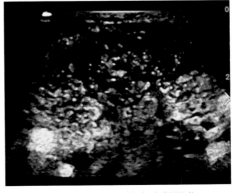

图 3-1-5　超声造影：造影剂从团块周边向内部逐渐增强，呈不均匀中低强化，
前包膜局部不增强，增强后团块与正常甲状腺组织分界不清

※ 超声提示

甲状腺内实性团块及左叶散在钙化灶，考虑甲状腺恶性肿瘤，颈部多发团块，考虑转移性淋巴结。

※ 病理结果

患者经"双侧甲状腺全切除术 + 中央区淋巴结清扫术"后病理显示：

◆ "右侧甲状腺（及肿物）"送检标本：差分化甲状腺滤泡上皮癌（未分化癌 + 乳头状癌），高度侵袭性，脉管内见癌栓，周围淋巴结（1/2）见癌转移；转移癌成分为未分化癌。癌肿周围甲状腺呈淋巴细胞性甲状腺炎。

◆ "左侧甲状腺（及肿物）"送检标本：差分化甲状腺滤泡上皮癌（未分化癌 + 乳头状癌），高度侵袭性，脉管内见癌栓，周围淋巴结（1/1）见癌转移；转移癌成分为未分化癌。癌肿周围甲状腺呈淋巴细胞性甲状腺炎。

◆ "中央区淋巴结"送检样本：（3/4）淋巴结见癌转移；转移癌为甲状腺未分化癌。

免疫组化标记示癌细胞：TTF-1（3+），S-100（1+），TG［未分化癌（-）、乳头状癌（1+）］，Galectin3［未分化癌（-）、乳头状癌（2+）］，CK19（-），CT（-），CgA（-），Syn（-），CD56（灶+），Ki-67［未分化癌（70%+）、乳头状癌约（5%+）］。

※ 鉴别诊断

◆ 甲状腺乳头状癌：是甲状腺最常见的恶性肿瘤，超声表现大多呈低回声结节，边界不清或欠清，形态不规则，纵横比＞1，部分伴有微钙化，由于其生长缓慢，侵袭性低，因此，瘤体体积最大径多＜4cm。而甲状腺未分化癌侵袭性高，生长无方向性，故多为纵横比＜1，瘤体直径常＞5cm。

◆ 甲状腺滤泡癌：是老年人甲状腺癌的常见病理类型，大部分结节表现为实性低回声，其他结节表现为等回声或混合回声，癌大多不伴有钙化灶，边界清晰，甲状腺被膜大多受侵。

◆ 甲状腺原发性淋巴瘤：多发生于 50～60 岁的中老年女性，典型临床表现为颈部原有肿块短期内迅速增大，患者常合并有桥本甲状腺炎，超声表现大多表现为弥漫性肿大的低回声团块，内呈"网格"样结构，后方回声增强。

◆ 甲状腺髓样癌：甲状腺髓样癌起源于甲状腺滤泡旁细胞，恶性程度较高，多发生于甲状腺中上极，半数以上边界清晰，呈圆形或椭圆形，部分结节伴有粗大钙化，易发生淋巴结转移。

※ 分析讨论

甲状腺未分化癌（anaplastic thyroid carcinoma，ATC）是一种高度恶性肿瘤，好发于 70 岁左右的老年人，女性多于男性。虽然占所有甲状腺肿瘤的 2%，但侵袭性极强，疾病发展迅速，中位生存时间约 6 个月，1 年生存率 10% ~ 20%。Ranganathan 等的研究结果显示，近 50% 的患者在就诊时发现有远处转移，25% 的患者在治疗过程中或疾病的后续发展中出现远处转移。ATC 患者最常见的远处转移部位是肺（80%）、骨（6% ~ 16%）和脑（5% ~ 13%）。

超声表现 正常甲状腺腺体消失，呈单叶或双叶弥漫性低回声、粗糙、不均匀回声的巨大肿块，纵横比＜ 1，可见点状及（或）粗大强回声，肿块内多见彩色血流信号，弹性成像显示质硬。当肿瘤侵犯周围组织，表现为肿块无包膜，与周围组织分界不清，可探及颈部多发肿大淋巴结，考虑颈部淋巴结转移；颈内静脉带状实性低回声区，即颈内静脉内瘤栓或实变。

※ 病例启示

临床表现为中老年患者，尤其是女性，无痛性、进行性增大的颈部肿物，质硬且固定，伴有不同程度的吞咽困难、呼吸困难、声音嘶哑、颈部疼痛等症状，超声显示甲状腺巨大肿块，并纵横比＜ 1，伴有微钙化，结节血流信号均较丰富，伴有颈部淋巴结或远处转移，应高度怀疑低分化癌。

本例患者虽为年轻女性，发现也仅 1 个月余，临床特征不符，但发现时已有广泛的颈部淋巴结转移，且甲状腺结节为典型的极大的低回声团块，边界不清，当提示恶性程度高。患者术前做了细针穿刺活检，病理提示：甲状腺乳头状癌，应与患者本身结节伴有乳头状癌有关，故并未做其他全身检查，只当作甲状腺乳头状癌手术处理。因此，若再遇到可疑恶性程度高的甲状腺巨大肿块，可多留心问问病史及做些其他检查。

（卢晓玲　杨　斌）

第二节 隐匿性乳腺癌

※ 病史

患者女性，40岁。于2016年12月21日无意中发现左侧腋窝包块，无乳腺疼痛，行乳腺钼靶提示：左侧腋部多发肿大淋巴结影，淋巴源性病变？转移性肿瘤？双乳腺增生症部分呈类结节增生。患者有乳腺癌家族史，母亲及外婆均因乳腺癌去世。临床初步诊断为"左侧腋窝包块"。

※ 专科检查

双侧乳房皮肤无明显红肿，无明显"橘皮样"变，双侧乳头在同一水平，乳头无明显凹陷，乳晕及乳头周围无糜烂；双侧乳腺未触及明显包块。左侧腋下可触及肿大淋巴结，大小约3cm×2cm，质韧，边界清晰，与周围组织无粘连。右侧腋下及双侧锁骨上窝未触及明显肿大淋巴结。

※ 常规超声

双侧乳腺组织回声增粗、增强，分布欠均匀，局部导管扩张，未见明确团块回声（图3-2-1）。

左侧腋窝见多个低回声团块，边界清晰，较大的大小约32mm×22mm，内回声不均匀，CDFI示其内可见丰富彩色血流信号（图3-2-2）。

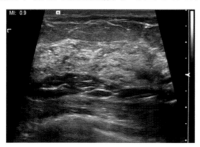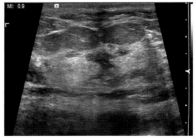

图3-2-1 二维灰阶超声：双侧乳腺未见异常回声

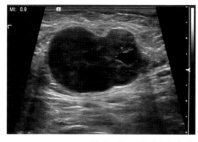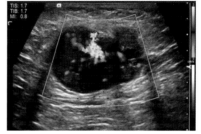

图3-2-2 二维超声：左侧腋窝低回声团块，大小约32mm×22mm，
边界清晰，内可见少许无回声区，CDFI显示内部彩色血流信号丰富。

※ 超声提示

◆ 双侧乳腺小叶增生。

◆ 左侧腋窝实性团块，考虑为淋巴结，转移瘤？淋巴瘤？

※ 自动乳腺全容积成像

双侧乳腺各层冠状面显示未见异常回声区（图 3-2-3）。

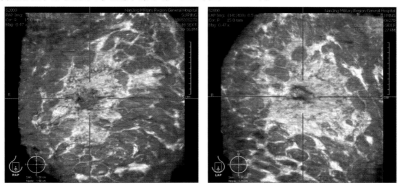

图 3-2-3　双乳冠状面图像：未见明显团块样回声，未见明显异常片状回声区

※ 诊疗过程

2016 年 12 月 30 日患者行左腋窝包块穿刺，结果提示：低分化癌，结合免疫组化考虑为低分化腺癌。

免疫组化标记（肿瘤细胞）：CK5/6（3+）、CK7（2+）、E-cad（1+）、CK20（-）、NapsinA（-）、TTF-1（-）、P40（-）、P63（-）、Syn（-）、ER（-）、PR（-）、CerbB2（-）、Ki-67（60%+）。

病理提示　腋窝包块为低分化腺癌，考虑乳腺、肺、胃肠道等处来源可能，需做排除性筛查。

患者后行胸部 CT、胃镜、肠镜等检查，未见明显可疑肿瘤灶。肿瘤来源不明，考虑患者家族史及肿瘤标志物，乳腺来源可能性大，初步诊断为隐匿性乳腺癌。后患者接受新辅助化疗 4 个周期，腋窝包块明显缩小（图 3-2-4），最后行右侧乳房全切除术 + 左侧乳腺癌改良根治术。

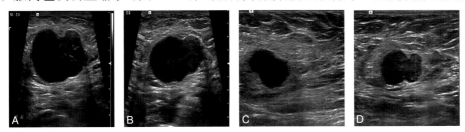

图 3-2-4　二维灰阶超声：患者接受 4 次化疗腋窝包块变化，大小分别是 A. 32mm×22mm（接受化疗前）；B. 31mm×16mm（第一次化疗后）；C. 15mm×9mm（第三次化疗后）；D. 15mm×10mm（第四次化疗后）

※ 鉴别诊断

腋窝淋巴结肿大的原因有很多，包括反应性增生、淋巴瘤、转移瘤等，其治疗方案和预后存在着很大的差异，因此，鉴别诊断意义重大。

◆ 腋窝淋巴结反应性增生：是由各种损失和刺激（细菌、病毒、异物等）导致的淋巴结肿大。很多研究通过分析淋巴结的结构、淋巴门是否消失、皮质回声情况、血供等方面来鉴别淋巴结的类型，但是目前还没有建立统一的超声诊断标准来区分淋巴结的良恶性，对于高度怀疑的淋巴结，组织学活检是最佳鉴别手段。

◆ 淋巴瘤：是起源于淋巴造血系统的恶性肿瘤，主要表现为淋巴结无痛性肿大，常出现于颈部、腋下、腹股沟等处，超声常表现为极低回声及筛网样回声，且淋巴瘤可出现全身症状，如发热、盗汗、消瘦等。

※ 术后病理

"左侧乳腺改良根治 + 右侧乳腺单纯切除"标本病理检查：左侧乳腺腺病伴部分导管扩张，少量导管上皮增生，间质纤维组织增生伴明显胶原化，左侧腋窝淋巴结（19 枚）反应性增生，结合临床，符合隐匿性乳腺癌化疗后改变。

※ 分析讨论

隐匿性乳腺癌是一种特殊类型的乳腺癌，临床上较少见，据文献报告其发病率占乳腺癌的 0.3% ~ 1.0%。其是以腋窝淋巴结转移癌为首发症状，而临床体检及影像学检查均未发现乳腺内原发癌。少数病例是在身体的其他部位发现乳腺转移癌，同样在乳腺找不到原发病灶。由于隐匿性乳腺癌发现时已有腋窝淋巴结转移，故不属于早期乳腺癌。患者多因腋窝淋巴结肿大就诊，粗针穿刺活检能够确定淋巴结性质，获取病理组织学及免疫组化结果。在排除反应性增生的淋巴结、淋巴瘤、其他疾病来源的转移瘤后，即使未发现乳腺原发病灶，仍要按照乳腺癌处理。

本例患者以腋窝包块为首发症状，粗针穿刺结果提示低分化腺癌，考虑来源于乳腺、肺、胃肠道等，患者的乳腺超声、乳腺钼靶、胸部 CT、胃肠镜等检查结果均为阴性，结合患者的乳腺癌家族史，虽未发现乳腺内原发病灶，仍然考虑患者腋窝淋巴结为乳腺癌转移灶，该患者为隐匿性乳腺癌可能性大，术前对患者进行化疗，腋窝包块明显缩小，说明诊断正确，患者最后行乳腺癌改良根治治疗。

※ 经验教训

本病例患者起病隐匿，初始起病为左侧腋窝包块，无明显诱因下无意中发现，行左侧腋窝包块粗针穿刺活检提示低分化腺癌，根据家族史并排除了其他恶性肿瘤来源，考虑为隐匿性乳腺癌伴腋窝淋巴结转移。腋窝淋巴结异常要考虑到良性淋巴结和恶性淋巴结,前者主要是由于各种损失和刺激引起的淋巴结肿大,后者主要包括淋巴瘤和各种来源的转移瘤,异常淋巴结的超声表现多样,鉴别诊断主要是依靠组织学活检。

(张一丹 杨 斌)

第三节　甲状腺乳头状癌伴肺癌颈部淋巴结转移

※ 病史

患者女性，65岁，因"无明显诱因下出现左侧颈部疼痛肿物1个月余"来院就诊。既往体健，否认肝炎、结核、疟疾等传染病史，否认手术史。查体：颈软，气管居中，无颈动脉异常搏动，左侧甲状腺可触及包块，大小约2cm×1cm，包块表面粗糙，质地硬，边界欠清，与周围组织无粘连，移动可，无波动感，无压痛；右侧甲状腺可触及可疑结节，大小约1cm×0.5cm，包块表面光滑，质地中等，边界清楚，与周围组织无粘连，移动可，无波动感，无压痛。左侧颈部Ⅳ区淋巴结区可触及2块肿物大小约4cm×2cm、2cm×2cm，触之无疼痛，质地硬，无波动感，与周围组织有轻度粘连。

※ 影像学检查

颈部常规超声显示

甲状腺左叶上极见两个低回声结节，边界欠清，形态不规则，纵横比＞1，未见钙化，CDFI示周边可见毛刺样彩色血流信号，弹性评分3分，较大约2.3mm×5.6cm。另双侧甲状腺内见数个低及低无混合回声结节，边界尚清，形态规则，纵横比＜1，未见钙化，CDFI示未探及明显彩色血流信号，弹性评分2分，较大者位于左叶，约14mm×9mm。左侧颈部Ⅳ、Ⅴ、Ⅵ区及左锁骨上见多个类圆形低回声团块，个别形态不规则，相互融合，CDFI示其内可见树枝样彩色血流信号，大者约18mm×15mm（图3-3-1～图3-3-3）。

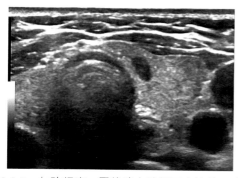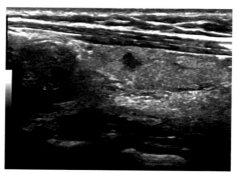

图3-3-1　灰阶超声：甲状腺左叶低回声结节，边界欠清，形态不规则，纵横比＞1，内未见钙化

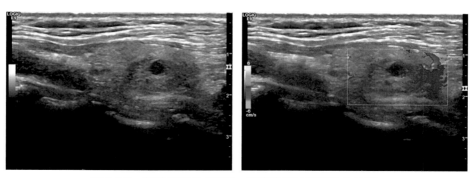

图 3-3-2　灰阶超声及 CDFI：甲状腺左叶等无混合结节，
边界欠清，形态规则，纵横比＜ 1，内未见钙化

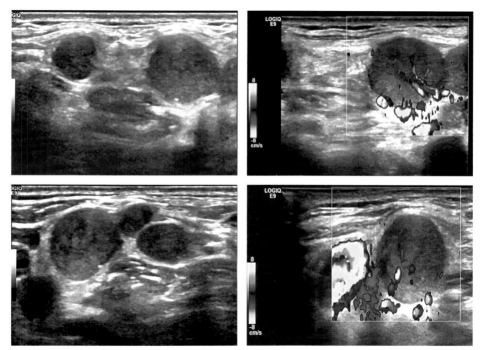

图 3-3-3　灰阶超声及 CDFI：患者左侧颈部Ⅳ、Ⅴ、Ⅵ区及左锁骨上多发肿大淋巴结，
低回声，类圆形，皮髓分界不清，未见淋巴门，个别内回声分布不均匀，
部分相互融合，CDFI 示团块内部树枝状丰富彩色血流信号

超声提示

◆ 甲状腺左叶上极实性结节，TI-RADS 4B 类，余结节 TI-RADS3 类。

◆ 左侧颈部多发实性团块，恶性淋巴结可能性大，请结合临床。

※ 病理结果

细针穿刺结果

左侧甲状腺结节及颈部淋巴结超声引导下细针穿刺结果显示：

◆ "左侧甲状腺结节"涂片示甲状腺乳头状癌可能性大。

◆ "左侧颈部淋巴结"涂片示甲状腺肿瘤转移可能性大。

手术病理结果

患者经"双侧甲状腺全切术 + 中央区淋巴结清扫术"后病理显示：

◆ "左侧甲状腺"：微小乳头状癌（结节 2 枚，直径 0.3cm）；

◆ "左侧甲状腺与右侧甲状腺"：结节性甲状腺肿及嗜酸性腺瘤形成；

◆ "左侧颈部淋巴结"：转移性腺癌（3/3），结合免疫组化标记考虑肺来源。

免疫组化标记结果（左侧颈部淋巴结癌组织）：CK7（3+）、CK8/18（3+）、NapsinA（3+）、TTF-1（3+）、P53（2+）、CA125（1+）、CK20（-）、CDX-2（-）、GATA-3（-）、Pax-8（-）、TG（-）、Syn（-）、CD56（-）、Ki-67（30%+）。

※ 颈部 CT 检查

术后患者行颈胸部 CT 检查，检查所见：甲状腺癌术后，术区脂肪间隙模糊，并见引流管置入，两肺清晰，肺纹理走形自然；左肺上叶见不规则软组织肿块影，大小约 38mm×31mm，增强后轻、中度强化，周围见条索影，左上肺支气管管壁增厚，局部见支气管截断征；右肺中叶及左肺下叶见散在小结节影，较大者直径约 6mm；右肺中叶支气管扩张，周围见片状高密度影；左肺下叶见囊状透光区。两侧肺门、纵隔见多发大小不等淋巴结影，增强后明显强化；心影不大，胸膜未见增厚，双侧胸腔内见液体密度影，胸壁结构未见异常。

※CT 提示

◆ 甲状腺癌术后并引流管置入术后改变；

◆ 左上肺癌，两肺门及纵隔多发淋巴结，考虑转移；

◆ 右肺中叶及左肺下叶散在小结节，建议随访观察；

◆ 右肺中叶支气管扩张；左肺下叶肺大泡；双侧胸腔积液。

※ 最终诊断

◆ 甲状腺乳头状癌；

◆ 肺癌伴肺门、纵隔、左颈部淋巴结转移。

※ 鉴别诊断

◆ 甲状腺乳头状癌颈部淋巴结转移：多发生于颈部Ⅵ、Ⅲ、Ⅳ区，淋巴结形态不规则，

L/S < 1.8，可呈类圆形，内部回声常不均匀，见微钙化或液化，髓质结构变形、偏移或缺失，皮质内见稍高回声结节影。CDFI 示周边型血流或稍高回声结节血流丰富。

◆ 淋巴结反应性增生：多为所属部位急慢性炎症引起，超声声像图表现为边界清晰，包膜光滑的椭圆形，L/S > 2，髓质结构清晰居中，弥漫性肿大，皮质变薄，但基本保留了淋巴结的正常结构。CDFI 显示为中央型血流信号。

◆ 其他癌症颈部淋巴结转移：多来源于鼻咽癌、肺癌、食管癌、胃癌、乳腺癌等淋巴结转移。淋巴结形态不规则，中等回声或低回声，L/S < 2，多呈类圆形，膨胀性生长，多可相互融合，内部回声可不均匀，髓质结构变形、偏移或缺失，皮质向心性增厚。CDFI 显示多为周边型或混合型血流信号。如鼻咽癌，多呈低回声或囊实性混合回声，中心液化坏死，发展由上到下。其他恶性肿瘤淋巴结转移多位于锁骨上。

◆ 淋巴瘤：患者常双侧颈部或单侧颈部多发肿大淋巴结，同时散布于颈部多个分区，大小不等，圆形或椭圆形，部分相互融合，L/S < 2，髓质结构紊乱、移位、消失，皮质呈低回声并可见弥漫分布的"网格"状稍高回声结构，内血流呈粗大树"枝状"或"扭曲"状小分支。

※ 分析讨论

超声检查能发现颈部异常肿大淋巴结。良性肿大淋巴结超声声像图下表现为正常淋巴结的皮髓质结构，边界清晰，皮质均匀增厚，门性结构居中，L/S > 2，CDFI 显示为中央型血流信号或血流信号不明显；而恶性肿大淋巴结声像图特征形态不规则，呈圆形或类圆形，可相互融合，淋巴结门变形、偏心或消失，皮质不均匀增厚。甲状腺乳头状癌颈部转移性淋巴结常有微钙化、皮质液化或皮质内稍高回声结节、CDFI 呈边缘型为主血流信号等超声特征，区别于其他恶性肿瘤颈部淋巴结转移。

※ 病例启示

该患者甲状腺内小结节已病理证实为微小乳头状癌，故若发生颈部淋巴结转移，转移性淋巴结应有微钙化、液化、皮质内结节，周边型血流信号等特征表现，然而该患者颈部肿大淋巴结多位于锁骨上及Ⅳ区，类圆形膨胀性生长，无钙化、液化等，中央型树枝状彩色血流信号，与甲状腺癌乳头状癌来源的不同，因此应怀疑其他恶性肿瘤。临床考虑疾病首先为"一元论"原则，但甲状腺微小乳头状癌发生颈部广泛淋巴结转移者少见，因此面对此种特征不符的异常淋巴结，特别是较大的淋巴结，应退一步考虑"多元论"，可通过粗针穿刺活检或手术明确其异常淋巴结的性质与来源，以免耽误病情。

（卢晓玲 杨 斌）

第四节　甲状腺脓肿

※ 病史

患者男性，60岁，肾移植术后3个月，间断发热、咳嗽1个月。胸部CT提示肺部感染，血培养示"肺炎克雷伯杆菌"，先后给予多种药物治疗，患者肺部感染缓解。因移植肾超声提示吻合口处肾动脉流速增快入院进一步检查。入院期间，患者咽喉部疼痛不适，吞咽明显，饮水进食畅，无呛咳，无痰中带血。查体：咽部黏膜完整，双侧扁桃体不大，未见明显充血；喉镜示双侧梨状窝积液，未见明显新生物；颈前正中稍隆起，局部皮温升高，伴压痛。

※ 颈部超声检查

甲状腺超声检查双侧甲状腺内见多个类圆形无回声团块，界限清晰，个别相互融合，壁较厚，内边缘不规则，内透声差，CDFI示团块内未探及彩色血流信号，右叶较大约17mm×14mm，左叶较大约20mm×14mm（图3-4-1，图3-4-2）。

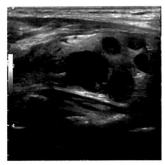 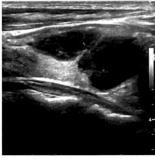 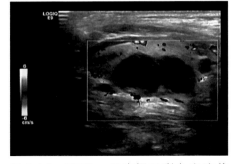

图3-4-1　灰阶超声：双侧甲状腺内多发无回声区，界限清晰，可见囊壁，壁较厚，内边缘不规则，部分内透声差，可见絮状、条索状回声

图3-4-2　CDFI：周边探及彩色血流信号，内部无血流信号

※ 超声提示

甲状腺内多发囊性包块，TI-RADS分级2级，脓肿可能，请结合临床。

※ 颈胸部CT平扫检查

甲状腺实质内多发类圆形低密度影，边界尚清，边缘环形等密度影，较大约16mm×14mm（图3-4-3）。

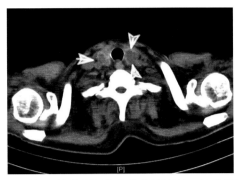

图 3-4-3　颈部 CT 平扫：箭头所示为多发低密度灶，边缘可见环形等密度影

※CT 提示

甲状腺多发低密度灶，腺瘤不除外，请结合临床。

※ 病理结果

患者经 "超声引导下甲状腺细针穿刺术"，选择较大囊性包块穿刺，抽出淡黄色脓液，送细菌培养及穿刺细胞学检查。细胞学结果显示涂片内示大量中性粒及淋巴细胞，符合化脓性炎。

※ 鉴别诊断

◆ 甲状腺囊肿：甲状腺内单个或多个圆形、椭圆形无回声，边界清晰，壁薄，光滑，内透声好，壁后方回声增强，个别内因胶质沉积而产生 "彗星尾" 声像图征象。

◆ 甲状腺腺瘤出血、囊性变：甲状腺单侧或双侧单个或多个囊实性包块，边界清晰，周边可见低回声晕圈，若病程短，可出现边界清晰的无回声为主的球形包块，无回声区内均匀分布细密的点状回声；若病程长，可见囊实性包块，实性部分不规则，偶见斑片状钙化。

◆ 甲状腺囊性乳头状癌：甲状腺内无回声为主结节，界限清晰，壁厚薄不均，内壁附有乳头状等或低回声实性结节，实性结节内伴有点状强回声，无回声内透声欠佳。患者可伴有颈部淋巴结转移。

※ 分析讨论

由于正常甲状腺的包膜完整，血供丰富，含碘量高，因此很难发生化脓性感染。甲状腺脓肿一般是继发性疾病，多见于儿童及免疫能力低下者。梨状窝漏伴有甲状腺反复感染可能是最重要的原因之一。患者会有颈前区隆起，皮温升高，触诊及吞咽疼痛等临床体征，穿刺时可抽出黄色、淡黄色脓液，抗炎治疗后肿块消失。

超声声像图表现为类球形无回声区，界限清晰或不清晰，壁较厚，内边缘不规则，内透声差，可有絮状、点状、条状回声。CDFI 显示周围组织较丰富的彩色血流信号。若对结节做超声造影，则可发现囊壁明显高强化。但甲状腺脓肿发病少见，应与甲状腺腺瘤出血、囊性变及甲状腺囊性乳头状癌鉴别，必要时穿刺活检明确病理，避免延误病情。

CT 平扫表现为类圆形低密度灶，壁厚薄均匀呈环形，周围组织结构肿胀、模糊。但较超声检查的准确率略低。增强扫描对甲状腺脓肿鉴别诊断有重要价值，一般来说甲状腺脓肿边缘强化最为显著。

※ 病例启示

结合病史，该患者为长期服用免疫抑制剂者，免疫力低下，同时出现颈前正中隆起，皮温升高，有压痛等症状，超声检查显示多发壁厚、不均的囊性包块，故应将甲状腺脓肿纳入首要考虑，必要时穿刺确诊或治疗。

（卢晓玲　杨　斌）

第五节　颈动脉体瘤

※ 病史

患者男性，47 岁。发现右侧颈部包块 4 年余、近期体积增大，无明显疼痛感、偶感头晕、声音无嘶哑、无呛咳等。临床初步诊断为"右颈体表包块"。

※ 体格检查

双侧颈动脉搏动存在，双侧强度对称，右颈部下颌角下方可触及大小约 3.0cm×4.0cm 包块，活动性尚可，包块无压痛，可触及搏动，触之不痛，皮肤感觉无异常。

※ 常规超声

右侧颈动脉分叉处可见类圆形低回声团块、边界清晰，包绕颈内、外动脉生长，CDFI 示内可见丰富彩色血流信号（图 3-5-1，图 3-5-2）。

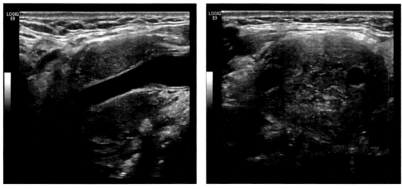

图 3-5-1　二维超声：颈动脉分叉处可见类圆形低回声团块，包绕颈内、外动脉生长

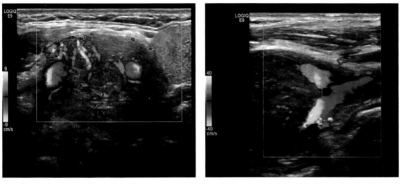

图 3-5-2　CDFI：团块内部可见丰富彩色血流信号，颈动脉分叉处夹角明显增宽

※ 超声提示

右侧颈动脉分叉处实性团块，考虑颈动脉体瘤。

颈部 CTA 提示右侧颈前部见类圆形软组织肿块影，直径约 3.3cm，增强后动脉期显著强化，气管居中，甲状腺形态大小如常，其内未见明显异常密度影。双侧颈部未见明显肿大的淋巴结影。

颈部 CTA 右侧颈总动脉分叉部周围见软组织团块影，左侧颈总动脉及其分支未见明显异常（图 3-5-3 ~ 图 3-5-5）。

右侧颈总动脉分叉部肿块，考虑颈动脉体瘤，请结合临床诊断。

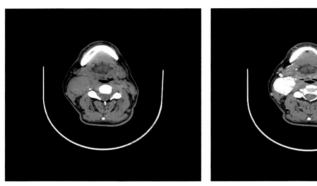

图 3-5-3　颈部 CT：右侧颈前部可见类圆形软组织肿块影，增强后动脉期强化显著

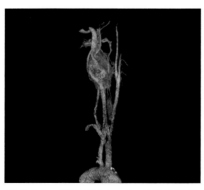

图 3-5-4　颈部 CTA：右侧颈总动脉分叉部周围见软组织团块影，包绕颈内、外动脉

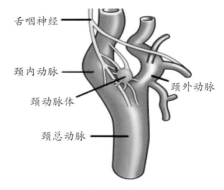

图 3-5-5　正常颈总动脉分叉处示意

※ 术中所见

取右侧颈部包块上方纵行切口长约 10cm。逐层切开，分离颈部肌群，暴露颈总动脉近端，

见瘤体包裹颈内外动脉，与颈部各组织粘连严重，解剖层次欠清。对患者行右颈动脉体瘤切除术，手术顺利。

※ 鉴别诊断

颈动脉体瘤较为少见，误诊率较高，主要依靠影像学检查确诊，需要与颈部肿大淋巴结、颈动脉瘤等疾病鉴别。

◆ 颈部肿大淋巴结：可扪及局部包块，边界清晰，可为感染等引起肿大，影像学检查可鉴别。

◆ 颈动脉瘤：常见由动脉硬化、创伤、细菌感染、梅毒或先天性动脉囊性中层坏死所引起的动脉壁损害变薄，在血流压力作用下逐渐膨大扩张，形成动脉瘤。颈动脉瘤可发生在经总动脉、颈内动脉、颈外动脉及其分支。主要症状为发现颈部肿块，有明显的搏动及杂音，少数肿块因瘤腔内被分层的血栓堵塞，搏动减弱或消失。DSA 检查对确定诊断具有重要意义。

※ 最终诊断

颈动脉体瘤。

※ 分析讨论

颈动脉体瘤是一种较为少见的化学感受器肿瘤，为副神经节瘤的一种，发生于颈总动脉分叉部位的颈动脉体。任何年龄均可发病，多数生长缓慢，表现出良性肿瘤的特征，5% ~ 10% 属于恶性。颈动脉体瘤有时也有神经内分泌肿瘤的部分表现，可合并肾上腺肿瘤等其他肿瘤。

病因不明，一般认为与慢性缺氧有关，在高原地区人群发病率较高。长期慢性低氧刺激，使颈动脉体代偿性增生，最终形成颈动脉体瘤。本病主要表现为颈部下颌角下方无痛性肿块，多数生长缓慢，发生恶变或瘤体内变性者，短期可迅速增大。可出现局部压迫症状，如压迫颈总动脉或颈内动脉出现头晕、耳鸣、视物模糊甚至晕厥等脑缺血症状，压迫喉返神经出现声音嘶哑、呛咳，压迫舌下神经出现伸舌偏斜，压迫交感神经出现"Horner 综合征"，压迫气管出现呼吸困难等。少数患者合并颈动脉窦综合征，因体位改变，肿瘤压迫颈动脉窦引起心跳减慢、血压下降、晕厥等症状。有的肿瘤可向咽部生长，检查时咽侧壁饱满、膨隆。因颈动脉体瘤附着于动脉鞘，故可向侧方移动，但垂直方向活动受限。部分肿块可扪及搏动和闻及血管杂音。颈动脉体瘤术前较难与其他良性肿瘤相鉴别，常依据各种辅助检查协助诊断。超声检查可见颈动脉分叉水平回声不均的圆形实性肿物，边界清晰，颈内外动脉夹角增宽，肿物内血流丰富。选择性颈动脉造影为诊断的金标准，典型表现为颈内、颈外动脉起始部杯样增宽，颈内、颈外动脉间密度增高的软组织影，呈多血管病变。CT/CTA、MRI/MRA 除作为补充检查手段协助诊断外，还可显示肿块范围、部位以及与血管间的关系，为手术提供重要的参考依据。

本例患者可触及右下颌角下方无痛性肿块 4 年余，无明显的压迫症状。常规超声检查示右侧颈动脉分叉处见一类圆形、边界清晰、内部血供丰富的实性肿块，肿块包绕颈内外动脉生长。CT/CTA 的诊断描述与超声表现较为一致。因此，我们给出了颈动脉体瘤的诊断，与最终病理相符。

※ 经验教训

颈动脉体瘤术前较难与其他良性肿瘤相鉴别，常依据辅助检查及术中发现，术后病理诊断。颈部生长缓慢的无痛性肿块，伴或不伴压迫症状，部分可闻及杂音或触及震颤，超声提示颈动脉分叉水平回声不均的圆形实性肿物，CT 提示颈动脉分叉处软组织密度影，动脉造影见颈总动脉向浅侧移位、颈内和颈外动脉分开、肿瘤血管丰富且与颈内或颈外动脉交通，多可明确诊断。

（张一丹　杨　斌）

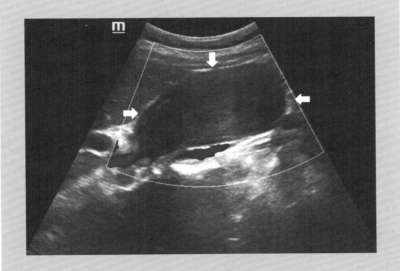

【第四章】

腹膜后肿瘤

第一节　腹膜后副神经节瘤

※ 病史

患者女性，51岁，因"右腰部酸痛1个月余"入院，无其他特殊不适，不伴发热，腹痛，肉眼血尿，尿频、尿急、尿痛等，外院 MRI 检查提示：右肾内前方占位，考虑腹膜后肿瘤。临床初步诊断为"右腹膜后肿瘤"。患者既往体质一般，否认手术、外伤、输血史，否认糖尿病、高血压、心脏病史。

※ 体格检查

肋脊角及腰部无隆起，无腰大肌刺激征。平卧位肾脏未触及。季肋点、上输尿管点、中输尿管点、肋脊点和肋腰点无压痛。肋脊角叩击痛（－）。耻骨上区无膨隆、无压痛、未触及包块。肛门与直肠及生殖器未见明显异常。

※ 常规超声

右肾内侧近肾门旁见一大小约 45mm×27mm 的等回声团块，形态规则，边界尚清，CDFI 示内未见明显彩色血流信号（图 4-1-1，图 4-1-2）。

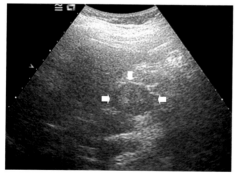 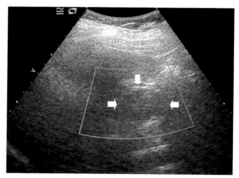

图 4-1-1　灰阶超声：右肾内侧近肾门旁见一等回声团块（↑），大小约 45mm×27mm，形态规则，边界尚清

图 4-1-2　CDFI：团块内未见明显彩色血流信号（↑）

※ 超声造影

经外周静脉团注造影剂后，该团块与右肾皮质基本同时显影，呈偏高增强，强化欠均匀，强化后其内造影剂早于肾皮质快速消退（图 4-1-3，图 4-1-4）。

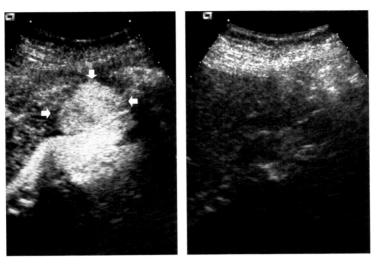

图 4-1-3　超声造影：团块与右肾皮质基本同时显影，呈偏高增强，强化欠均匀（↑）

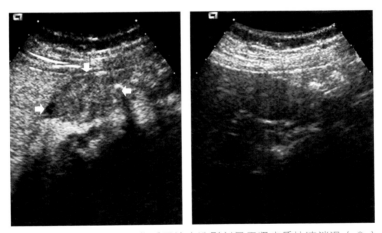

图 4-1-4　超声造影：强化后团块内造影剂早于肾皮质快速消退（↑）

综合常规超声及超声造影结果，患者右肾内侧近肾门旁见一大小约 45mm×27mm 的等回声团块，形态规则，边界尚清，CDFI 示内未见明显彩色血流信号。超声造影后团块与右肾皮质基本同时显影，呈偏高增强，强化欠均匀，强化后其内造影剂早于肾皮质快速消退。

※ 超声提示
右肾内侧近肾门旁实性肿块，考虑来源于腹膜后，建议进一步检查。

※ 术中所见
右侧肾蒂与输尿管间见一肿块，大小约 5cm×3cm，质地较软，与下腔静脉、右肾动脉及输尿管毗邻，切开肿瘤可见包膜，界限完整，标本送病检。

※ 鉴别诊断

腹膜后副神经节瘤须与腹膜后肿瘤如肾上腺腺瘤、其他神经源性肿瘤及畸胎瘤等相鉴别。

◆ 肾上腺腺瘤：多见于单侧肾上腺，肿块较小，回声均匀，超声造影后呈偏低强化。

◆ 其他神经源性肿瘤包括神经纤维瘤、神经鞘瘤、节细胞神经瘤、神经母细胞瘤等，常位于脊柱旁，与脊柱关系密切，形态多不规则。

◆ 畸胎瘤：瘤内回声多混杂，可见钙化灶、脂肪等组织回声。

※ 分析讨论

副神经节瘤起源于胚胎神经嵴细胞，是一种神经内分泌肿瘤，在胚胎发育过程中这部分细胞经过迁移散在分布于身体各处，如肾上腺、头、颈、纵隔、腹膜后等，这些神经内分泌细胞聚集成群，构成副神经节。根据肿瘤组织是否可被铬盐染色分为嗜铬性和非嗜铬性；根据肿瘤是否具有分泌儿茶酚胺的功能分为功能性副神经节瘤和非功能性副神经节瘤。发生于肾上腺的副神经节瘤一般为嗜铬性、功能性肿瘤，叫嗜铬细胞瘤；发生在化学感受器的副神经节瘤被称为化学感受器瘤；其他部位的副神经节瘤按照解剖部位和功能命名。该肿瘤常见于中青年，多数为良性，偶有恶性。副神经节瘤的病理特点是通常有假包膜，富有血管，较大的肿瘤常有出血、液化坏死和钙化。镜下副神经节瘤的组织结构和形态与正常嗜铬组织相似，细胞多为圆形，内有丰富的嗜酸或嗜碱性胞浆颗粒，排列成条索状或簇状。恶性副神经节瘤在病理上无特殊变化，当出现肿瘤组织浸润包膜或转移至其他部位，即为恶变，常见转移部位为骨、肺、后腹膜淋巴结及纵隔淋巴结。

腹膜后副神经节瘤是肾上腺外副神经节瘤的一种特殊类型，临床少见，范围广、部位深、病理类型多，一般无明显临床症状，影像学检查无特异性，因此，肾上腺外副神经节瘤定性诊断较为困难。超声检查可以对肿瘤定位，了解其与周围脏器关系及评估其局部生长浸润情况，同时也可以作为术后随访的首选检查。典型超声表现为腹膜后中线旁混合型占位性病变，以肾门及腹主动脉分叉处居多，病变小者呈低回声，一般均呈低-中等回声，内部回声欠均，常有完整包膜，瘤体较大时常为囊性，彩色多普勒超声常能探及肿瘤包膜上有搏动样血流信号，肿瘤内部未见明显血流信号，超声造影显示肿瘤动脉中期增强，持续至延迟期，本例超声图像上判断肿瘤位于腹膜后，超声造影后呈偏高强化，显示肿瘤内部血供较丰富。

※ 经验教训

由于此病影像学无特异性表现，难与其他腹膜后肿瘤鉴别，确诊仍需组织病理学，超声引导下穿刺活检可明确诊断，该例患者不伴有高血压、糖尿病病史，因此，考虑为非功能性副神经节瘤，但若患者发现腹膜后肿物且伴有高血压、糖尿病病史，应考虑功能性副神经节瘤可能，慎行穿刺活检，以免引起恶性高血压等不良反应。

※ 病例启示

　　腹膜后副神经节瘤一般无明显临床症状，影像学检查无特异性，超声检查可以对肿瘤定位，了解其与周围脏器关系及评估其局部生长浸润情况，同时也可以作为术后随访的首选检查。而超声造影对肿瘤内部血管显示敏感性高于CDFI，可以准确地显示肿瘤内部血供情况。

（魏淑萍　杨　斌）

第二节　腹膜后节细胞神经瘤

※ 病史

患者女性，29 岁，因"腰背部不适 20 天余"入院，无其他特殊不适，不伴发热、恶心、呕吐、腹泻等，外院超声检查提示：腹腔包块待查。临床初步诊断为"腹膜后占位"。患者既往体质一般，否认肝炎、结核等传染病史，否认手术、外伤、输血史，否认糖尿病、高血压、心脏病史。

※ 体格检查

患者腹部平坦，腹式呼吸存在，腹壁静脉不明显，未见肠型及蠕动波，全腹无压痛及反跳痛，未触及包块，肝脾肋下未及，未触及胆囊，"Murphy 征"阴性。腹部鼓音区正常，无移动性浊音。肝上界位于右锁骨中线第五肋间，下界位于右季肋下缘，肝区无叩击痛，双肾区无叩痛，听诊肠鸣音正常，未闻及振水音及血管杂音。

※ 常规超声

胰头右后方见一大小约 92mm×40mm 的低回声团块，形态规则，边界清晰，包膜完整，内回声均匀，CDFI 示内可见少许彩色血流信号（图 4-2-1，图 4-2-2）。

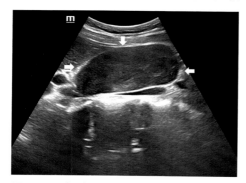 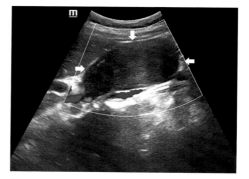

图 4-2-1　灰阶超声：胰头右后方见一低回声团块（⇧），大小约 92mm×40mm，形态规则，边界清晰，包膜完整，内回声均匀

图 4-2-2　CDFI：团块内未见明显彩色血流信号（⇧）

※ 超声造影

经外周静脉团注造影剂后，该团块晚于胰腺实质增强，呈低增强，强化均匀，增强晚期该团块内强化减退，胰腺内未见明显异常强化及充盈缺损区（图 4-2-3，图 4-2-4）。

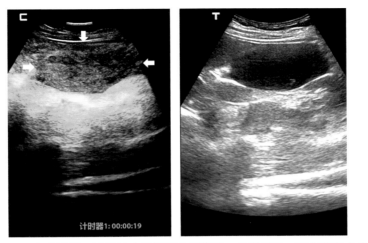

图 4-2-3　超声造影：该团块晚于胰腺实质增强，呈低增强，强化均匀（⇧）

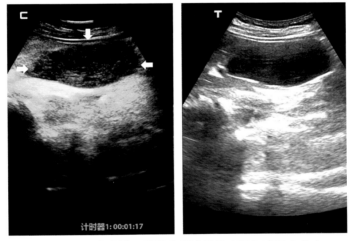

图 4-2-4　超声造影：增强晚期该团块内强化减退（⇧）

　　综合常规超声及超声造影结果，患者胰头右后方见一大小约 92mm×40mm 的低回声团块，形态规则，边界清晰，包膜完整，CDFI 示内可见少许彩色血流信号。经外周静脉团注造影剂后，该团块晚于胰腺实质增强，呈低增强，强化均匀，增强晚期该团块内强化减退，胰腺内未见明显异常强化及充盈缺损区。

※ 超声提示
胰头右后方实性肿块，考虑来源于腹膜后，神经来源可能性大。

※ 术中所见

右上腹膜后见一质地较软之肿瘤，上抬十二指肠降部及部分胰头，界清，包膜完整，肿瘤基底部深入下腔静脉与腹主动脉之间，紧邻左肾静脉下缘，剖检标本，肿瘤约 8cm×4cm，质软、色白、界清，包膜完整，送病理检查。

※ 鉴别诊断

腹膜后节细胞神经瘤须与腹膜后肿瘤如淋巴管瘤、其他神经源性肿瘤等相鉴别。

◆ 淋巴管瘤：表现为囊性回声特征，无钙化，超声造影后无强化。

◆ 其他神经源性肿瘤包括神经鞘膜来源肿瘤（神经纤维瘤、神经鞘瘤和恶性神经鞘瘤），副神经节系统来源肿瘤（嗜铬细胞瘤、副神经节瘤）及交感神经节细胞来源肿瘤（节细胞神经母细胞瘤、神经母细胞瘤）：神经鞘瘤易囊变、坏死，神经纤维瘤无明显包膜。嗜铬细胞瘤与副神经节瘤分别为位于肾上腺的和异位的嗜铬细胞瘤，常引起高血压，其血压一般很高，具有波动性大、难治的特点，实验室检查去甲肾上腺素、肾上腺素以及其代谢产物香草基扁桃酸（VMA）等均明显升高。肿瘤多为典型富血供肿瘤，强化显著，其强化程度远远超过神经鞘膜来源肿瘤和交感神经节细胞来源肿瘤。神经母细胞瘤及节细胞性神经母细胞瘤属于恶性肿瘤，好发于小儿，且早期易发生远处转移。

※ 最终诊断

腹膜后节细胞神经瘤。

※ 分析讨论

节细胞神经瘤为起源于分化成熟的交感神经细胞，又称神经节细胞瘤或神经节细胞纤维瘤，属良性肿瘤。多为单发，常位于脊柱两旁，好发于后纵隔、腹膜后及肾上腺及颈部等部位。腹膜后节细胞神经瘤可发生于任何年龄，多见于儿童及青壮年，大部分患者在 10 岁以上，男女无明显差异。肿瘤生长缓慢，通常为偶然发现，早期患者一般无任何自觉症状，术前确诊率低，随着瘤体增大，少数患者可表现为局部不适或疼痛，偶尔由于肿瘤分泌儿茶酚胺、血管活性肠肽或雄激素而引起高血压、腹泻或女性第二性征男性化。腹膜后节细胞神经瘤可发生恶变，直接侵犯骨组织并发生广泛转移。大体病理示节细胞神经瘤瘤体形状多不规则、球形、卵圆形或分叶状，包膜完整，一般与周围组织界限清楚。切面呈灰白、灰红色，质中，可有散在的钙化、黏液样变性或囊性变。镜下可见节神经细胞瘤由分化成熟的神经节细胞、雪旺细胞、神经纤维及大量的黏液基质所构成。腹膜后节细胞神经瘤需手术切除根治，预后良好，但如果肿瘤过大，术中肿瘤切除不彻底，或者医源性因素造成肿瘤播散，则术后常有复发，复发次数越多，恶性程度也逐渐增加，行二次手术切除的难度也将增加。

节细胞神经瘤生长特点为沿着器官周围间隙，并包绕血管，但血管未被侵犯，血管内未发生闭塞或狭窄，本身走行自然，该特点是其重要影像学征象之一。节细胞神经瘤超声声像图主要以低回声为主，均质或轻度不均质，常呈圆形或类圆形，包膜光整，边界多为清晰，其内彩色血流多较为稀疏。有研究报道 CT 增强扫描动脉期无或轻度强化，静脉期、延时期可呈渐进性不均匀缓慢条带状、结节样强化，本例患者超声造影后瘤体呈低增强，强化均匀。一般根据患者的临床症状、发病年龄及超声图像可初步做出诊断，但腹膜后肿瘤在影像学上少有特异性的表现，术前很难确诊，目前腹膜后肿瘤的确诊仍有赖于病理检查。

※ 经验教训

腹膜后肿瘤在影像学上少有特异性的表现，术前很难确诊。鉴别腹膜后良恶性肿瘤的影像学依据通常有：①肿瘤与相邻组织关系：良性肿瘤与周围组织界限多清楚，肿瘤增大压迫邻近组织器官；恶性肿瘤大多与周围组织界限不清楚。②肿瘤形态及边缘：良性肿瘤形态多规则，边缘光滑，CT 平扫及增强扫描可见到完整的包膜；恶性肿瘤多有分叶，边缘模糊不清。

※ 病例启示

腹膜后节细胞瘤相对罕见，由于生长缓慢，临床症状又常无特异性，术前诊断较为困难，容易误诊，需要综合临床病史、实验室检查以及影像学表现并与其他各种征象相结合才能做出正确诊断。由于超声检查能清晰地显示节细胞神经瘤病灶的相应部位，大小及其与周围邻近组织的关系，对于术前的定位及术后的随访，超声可作为首选的辅助检查。

（魏淑萍　杨　斌）

第三节 腹膜后囊性畸胎瘤

※ 病史

患者女性，37 岁，因"体检发现左侧腹膜后占位 1 周"入院，不伴发热，腰痛，腹痛，肉眼血尿，尿频、尿急、尿痛等，无特殊不适，临床初步诊断为"左侧腹膜后占位"。患者既往体质一般，否认肝炎、结核等传染病史，有剖宫产手术史，否认外伤、输血史，有高血压及服药史，否认糖尿病、心脏病史。

※ 体格检查

肋脊角及腰部无隆起，无腰大肌刺激征。平卧位肾脏未触及。季肋点、上输尿管点、中输尿管点、肋脊点和肋腰点无压痛。肋脊角叩击痛（－）。耻骨上区无膨隆、无压痛、未触及包块。肛门与直肠及生殖器未见明显异常。

※ 常规超声

腹膜后左肾内侧见 83mm×70mm 的等低混合回声团块，周边壁增厚，呈高回声，团块内部可见密集点状高回声，CDFI 未见明显彩色血流信号（图 4-3-1，图 4-3-2）。

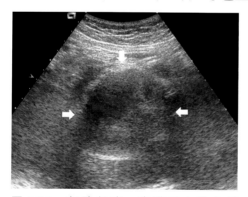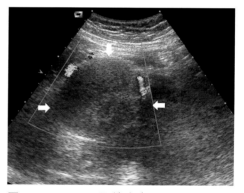

图 4-3-1 灰阶超声：腹膜后左肾内侧见一等低混合回声团块（↑），大小约 83mm×70mm，周边壁增厚，呈高回声，团块内部可见密集点状高回声

图 4-3-2 CDFI：团块内未见明显彩色血流信号（↑）

※ 超声造影

经外周静脉团注造影剂后，动脉期该团块周边囊壁略晚于肾皮质增强，团块内部见少量不规则轻度增强区，余团块内部始终无增强（图 4-3-3 ～ 图 4-3-5）。

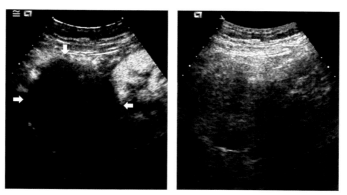

图 4-3-3　超声造影：动脉期该团块周边囊壁略晚于肾皮质增强（↑）

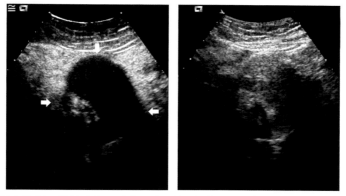

图 4-3-4　超声造影：团块内部见少量不规则轻度增强区，余团块内部始终无增强（↑）

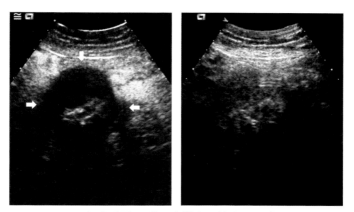

图 4-3-5　超声造影：增强晚期该团块内强化减退（↑）

综合常规超声及超声造影结果，患者腹膜后左肾内侧见 83mm×70mm 的等低混合回声团块，周边壁增厚，呈高回声，团块内部可见密集点状高回声，CDFI 显示未见明显彩色血流信号。经外周静脉团注造影剂后，动脉期该团块周边囊壁略晚于肾皮质增强，团块内部见少量不规则轻度增强区，余团块内部始终无增强。

※ 超声提示

左侧腹膜后囊实性肿块，考虑畸胎瘤可能性大。

※ 术中所见

左侧腹膜后有一约 8cm×6cm 大小实性肿瘤，质地较硬，与左肾上极、肾门处动静脉血管、脾动静脉及胰腺尾部粘连致密，界限不清，取出肿瘤，肿瘤内为豆渣样组织及毛发、钙化物等，切除病变组织送病理检查。

※ 鉴别诊断

腹膜后畸胎瘤须与腹膜后肿瘤如间叶组织源性肿瘤、神经源性肿瘤等相鉴别。

- ◆ 间叶组织源性肿瘤：有淋巴管瘤、肠系膜囊肿及中肾管囊肿等。淋巴管瘤呈囊性回声，不含钙化和脂肪成分，囊内多有分隔。肠系膜囊肿及中肾管囊肿一般不含有脂肪和钙化成分。
- ◆ 神经源性肿瘤包括神经纤维瘤、神经鞘瘤、副神经节瘤、神经母细胞瘤等，常位于脊柱旁，与脊柱关系密切，以实性成分多见。

※ 最终诊断

腹膜后囊性畸胎瘤。

※ 分析讨论

畸胎瘤源于原始生殖细胞的肿瘤，由三个胚层多种组织成分构成，属发育障碍性真性肿瘤，各部位均可发生，可发生在卵巢、睾丸、前纵隔等部位，成人原发性腹膜后畸胎瘤发病率极低，一般位于脊柱两侧及左上腹，女性与男性患者之比 3.4∶1。腹膜后畸胎瘤见于两个年龄段：出生 6 个月内和青少年期，30 岁后者不足 20%，多为良性，但病程过长患者易恶化。腹膜后畸胎瘤症状多样且无特异性，良性畸胎瘤多为囊性，故也称为囊性畸胎瘤，一般病程长，全身情况好，有腹痛、腹胀、恶心、呕吐等，或发现腹部包块；恶性畸胎瘤则多以实性为主，组织边界不清可侵犯周围组织，生长迅速，全身改变明显，较早出现腹痛及器官压迫症状，但通常很少出现合并症，手术完整切除是治疗腹膜后畸胎瘤最有效的手段。

构成畸胎瘤的组织成分中以皮肤及附属器（毛囊、毛发、皮脂腺、汗腺等），脂肪最多见，其次为软骨、神经、骨及呼吸道上皮，其他如甲状腺、肠胃上皮、牙齿等较少见。毛发和脂肪疏松结合构成，表现为表面强回声，内部逐渐递减回声影；有散在小脂肪块，表现为短条状回声；大量疏松脂肪粒、出血或感染时，表现为囊肿内漂浮密集小光点。增强后肿物囊性成分不强化，软组织成分轻度强化，分化成熟的良性畸胎瘤边界多较清楚，包膜完整，可为单囊或多囊，强化后囊壁有一定强化，增强后可更加清晰地观察到肿块周围组织器官受压、移位、肝门静脉、下腔静脉上段、肾静脉移位等情况。本例患者二维超声显示腹膜后团块周边壁增厚，呈高回声，团块内部可见密集点状高回声，超声造影后可见团块内软组织成分轻度强化，而囊性成分不强化。因此，考虑畸胎瘤的可能。术前通过细致全面的影像学检查，如 B 超、CT 及血管造影等可以准确地判断肿瘤的大小、边界和与周围组织器官的关系，为手术提供尽量详细可靠的资料，而最终的定性和分级有赖于病理检查。

※ 经验教训

典型畸胎瘤的超声声像图不难确诊，但对于不典型声像图，易于误诊，内部以脂肪占绝对优势，超声声像图显示为边界模糊强回声团，应与肠气及肠系膜囊肿相鉴别，可给予加压，观察团块是否移动、变形，如发生改变为肠气；内部以脂肪和黏液构成，且均匀混合未形成脂—液分层，声像图表现为囊内密集点状强回声，应与包裹性脓肿相鉴别，包裹性脓肿发病前，多有明显腹痛史，而畸胎瘤无症状。

※ 病例启示

超声操作简单、无创、安全，是检查腹膜后畸胎瘤的首选方法，熟悉畸胎瘤的特征声像图及特殊声像图表现，了解畸胎瘤可能发生的部位，认真鉴别声像图，注意结合病史、体征，可最大限度地提高对畸胎瘤的诊断率。

（魏淑萍 杨 斌）

参 考 文 献

[1] Claudon M, Dietrich C F, Choi B I, et al. Guidelines and good clinical practice recommendations for Contrast Enhanced Ultrasound(CEUS) in the liver–update 2012: A WFUMB–EFSUMB initiative in cooperation with representatives of AFSUMB, AIUM, ASUM, FLAUS and ICUS [J]. Ultrasound Med Biol, 2013,39(2):187–210.

[2] Nguyen B N, Fléjou J F, Terris B, et al. Focal nodular hyperplasia of the liver: a comprehensive pathologic study of 305 lesions and recognition of new histologic forms [J]. Am J Surg Pathol, 1999, 23(12):1441–1454.

[3] Quaia E, Bertolotto M, Cioffi V, et al. Comparison of Contrast–Enhanced Sonography with Unenhanced Sonography and Contrast–Enhanced CT in the Diagnosis of Malignancy in Complex Cystic Renal Masses [J]. AJR Am J Roentgenol, 2008, 191(4):1239–1249.

[4] 袁新春,刘娟,周爱云,等.超声造影在诊断肝脏局灶性结节增生的应用价值[J].南昌大学学报(医学版),2016,56(5):44–47.

[5] 曾丹,咸孟飞,王杨迪,等.肝脏局灶性结节增生的典型与非典型超声造影表现[J].临床超声医学杂志,2017,19(2):81–84.

[6] 曹晖,李平新.彩色多普勒超声检查、超声造影、增强CT诊断肝脏局灶性结节样增生的比较[J/OL].中华医学超声杂志(电子版),2010,7(11):1896–1901.

[7] Papachristou G I,Wu T,Marsh W, et al. Inflammatory pseudotumor of the liver associated with Crohn's disease [J]. J Clin Gastroenterol,2004,38(9):818–822.

[8] Aljabri T,Sanjay P, Shaikh I, et al. Inflammatory myofibroblastic pseudotumour of the liver in association with gall stones–a rare case report and brief review [J]. Diagn Pathol, 2010, 5(10):53.

[9] 宋洁, 肖春华, 谢晓燕. 肝脏罕见、疑难病例超声造影表现[J]. 中国介入影像与治疗学, 2013, 10(9):539–542.

[10] Jeong J Y, Sohn J H, Kim T Y, et al. Hepatic inflammatory pseudotumor misinterpreted as hepatocellular carcinoma [J]. Clin Mol Hepatol, 2012, 18(2):239–244.

[11] 孔文韬, 王文平, 黄备建, 等. 动脉期强化肝脏炎性假瘤超声造影特征[J]. 中国介入影像与治疗学, 2014, 11(9):595–598.

[12] 王胜裕,蒯新平,王鹏,等. CT对肝血管平滑肌脂肪瘤与肝细胞肝癌的鉴别诊断价值[J].中国医学影像学杂志,2013,21(12):924−927.

[13] 张瑞峰, 林永年, 徐芳, 等. 肝巨大血管周上皮样瘤1例[J]. 诊断病理学杂志, 2016, 23(3):240.

[14] Parfitt J R,Bella A J,Izawa J I,et al. Malignant neoplasm of perivascular epithelioid cells of the liver [J]. Arch Pathol Lab Med,2006,130 (8): 1219−1222.

[15] 杨来娇,孙连超,赵颖.肝血管平滑肌脂肪瘤8例超声误诊分析[J].中国误诊学杂志, 2010,10(30):7437−7438.

[16] 何兰芳,刘燕娜,胡震,等.超声造影、增强CT及MRI同时误诊肝血管平滑肌脂肪瘤1例[J].广东医学, 2014,35(15):2335.

[17] 张青萍,张超.肝血管平滑肌脂肪瘤的超声诊断一例[J].放射学实践, 2006(8):866−867.

[18] 徐理华,刘瑞明,黄群爱,等.原发性肝淋巴瘤诊断与治疗[J/OL].中华肝脏外科手术学电子杂志,2016,5(3):173−176.

[19] Yang X W, Tan W F, Yu W L,et al. Diagnosis and surgical treatment of primary hepatic lymphoma [J]. World J Gastroenterol, 2010,16(47):6016−6019.

[20] Lucia Raimondo, Idalucia Ferrara, Alfonso De Stefano, et al. Primary hepatic lymphoma in a patient with previous rectal adenocarcinoma: a case report and discussion of etiopathogenesis and diagnostic tools [J]. Int J Hematol, 2012,95(3):320−323.

[21] 赵骞,刘海平,顾怡瑾,等. 35例原发性肝脏淋巴瘤的临床病理特点及预后分析[J].中华肿瘤杂志, 2013, 35(9):689−692.

[22] 张晖,丁红,黄备建,等.原发性肝淋巴瘤的超声表现与临床病理分型[J].中华超声影像学杂志, 2012, 21(12):1040−1042.

[23] 李俊来, 罗渝昆, 徐建红, 等. 原发性肝淋巴瘤的超声诊断[J]. 中国医学影像学杂志, 2006, 14(4):250−252.

[24] 王彦冬,经翔,丁建民,等.肝淋巴瘤超声造影表现[J].中国超声医学杂志, 2011,27(3):277−280.

[25] 龚渭冰,徐颖. 超声诊断学(第2版)[M]. 北京:科学出版社, 2007: 258.

[26] 王燕,杨磊,候新华,等.胰腺局灶性病变超声造影表现.临床超声医学杂志[J]. 2015,17(5):323−325.

[27] 龚渭冰,徐颖.超声诊断学(第2版)[M]. 北京:科学出版社, 2007: 282−284.

[28] Hurtado A H, Cortes E T. Cystic tumors of the pancreas [J]. Rev Gastroentero l,1997, 62(3):218.

[29] 徐明,谢晓燕,徐辉雄,等.超声造影对胰腺假性囊肿、囊腺瘤及囊腺癌鉴别诊断的价值[J/OL].中华医学超声杂志(电子版), 2011, 8(3):564−570.

[30] 罗帝林,赵志清,黄春元,等.多层螺旋CT对胰腺囊腺瘤与囊腺癌的诊断价值[J].放射学实践,2014,29(4):419−422.

[31] Kloppel G, Hruban R, Luttges J, et al. World Health Organization classification of tumors. Pathology and genetics of tumors of digestive system[M]. Lyon:EARC Press,2000:78.

[32] Adams A L,Siegal G P, Jhala N C. Solid pseudopapllary tumor of the pancreas: A review of salient clinical and pathology of eatures [J]. AdvAnat Pathol,2008,15(1):39−45.

[33] Choi J Y, Kim M J, Kim J H, et al. Solid pseudopapillary tumor of the Pancreas: typical and atypical manifestations [J]. AJR Am J Roent genol, 2006 , 187(8):178−186 .

[34] Sperti C, Berselli M, Pasquali C, et al. Aggressive behaviour of solid−pseudopapillary tumor of the pancreas in adult :a case reportand review of the literature [J].World J Gastroenterol , 2008 , 14(6):960−965 .

[35] Bai Y X , Zhou G W , Wang J S .Diagnosis of solid pseudopapillary tumors of the pancreas by CT : comparis on with pathological findings [J]. J Med Imaging , 2008 , 18(7):762−765 .

[36] 唐少珊,王丹,高金梅,等.胰腺实性假乳头状瘤的超声及超声造影表现[J].中国医学影像技术, 2009,25(9):1635−1637.

[37] 李巧凤,蒋天安,赵齐羽,等.胰腺实性假乳头状瘤的超声造影表现[J].中国超声医学杂志, 2014, 30(6):538−541.

[38] 王萍, 刘健, 岳文胜, 等. 脾脏血管瘤的超声造影表现及鉴别诊断[J].中国继续医学教育, 2018,10(10):67−69.

[39] 李良涛, 王守乾, 武波, 等. 肝脏上皮样血管内皮瘤1例报告[J].临床肝胆病杂志, 2018, 34(3):599−601.

[40] 詹媛, 江锦良, 蔡勇, 等. 上皮样血管内皮细胞瘤4例临床病理分析[J].实用癌症杂志, 2017, 32(11):1913−1914.

[41] Shimamura J, Kiyoshima M, Suzuki H, et al. Epithelioid hemangioendothelioma originating from the chest wall with rib metastases[J]. General Thoracic & Cardiovascular Surgery, 2015,63(11):623−626.

[42]　王萍, 刘健, 张宁, 等. 时间-强度曲线在淋巴瘤脾脏浸润灶的应用价值[J]. 激光杂志, 2012, 33(1):82−83.

[43]　张秀茹, 卢一艳, 郝彦勇, 等. 脾上皮样血管内皮细胞瘤3例临床病理分析[J]. 诊断病理学杂志, 2012,19(2):115−117.

[44]　黄安茜, 许亮, 包凌云, 等. 48例脾脏恶性淋巴瘤的超声回顾性分析[J].医学影像学杂志, 2010,20(6):854−855.

[45]　于杰, 于晓玲, 梁萍, 等.实时超声造影技术在脾脏局灶性病变诊断中的应用[J].中国医疗设备, 2009,24(11):5−9.

[46]　陈惠莉, 杜联芳, 白敏, 等. 超声造影应用于脾脏的初步探讨[J]. 中国医学影像技术, 2007,23(9):1355−1357.

[47]　孙明,刘学峰,潘春雨,等.肾嫌色细胞癌的诊断和治疗[J].现代肿瘤医学,2016,24(9):1417−1420.

[48]　田树元,蒋天安.肾乳头状细胞癌超声造影表现与病理对照分析[J].中国超声医学杂志,30(11):1007−1009.

[49]　高军喜, 贾志莹, 曾红春, 等. 病灶内分隔的超声及造影表现对多房囊性肾癌及肾囊肿的诊断价值[J]. 中国肿瘤临床, 2014(14):917−921.

[50]　袁新春, 罗礼云, 周爱云, 等. 超声造影诊断囊性肾癌[J]. 中国医学影像技术, 2014,30(9):1407−1409.

[51]　张云, 房世保, 赵诚, 等. 囊性肾癌的超声诊断与鉴别诊断[J]. 中国超声医学杂志, 2011,27(2):162−165.

[52]　周春艳,刘成环. 彩色多普勒超声与MSCT在肾血管平滑肌脂肪瘤诊断中的分析[J]. 医学信息（中旬刊）, 2011,24(9):4505−4506.

[53]　李多, 张伟, 焦晟, 等. 多房囊性肾癌的CT、MRI表现及鉴别诊断[J].中国医学影像技术, 2009,26(4):438−442.

[54]　杨乐, 姜睿, 粟宏伟. 肾囊肿出血伴感染误诊为囊性肾癌1例[J]. 临床泌尿外科杂志, 2007,22(12):891.

[55]　Israel G M, Hindman N, Bosniak M A. Evaluation of cystic renal masses: comparison of CT and MR imaging by using the Bosniak classification system[J]. J Urol, 2005,173(3): 365.

[56]　蔡胜, 李建初, 姜玉新, 等. 囊性肾癌的声像图分型及鉴别诊断[J].中华超声影像学杂志, 2001,10(1):29−31.

[57] 沈翀,应向荣,唐桂良,等.成人囊性肾瘤1例并文献复习[J].河北医科大学学报,2012,33(3):350-352.

[58] 陈文会,马小龙,陆建平,等.成人囊性肾瘤的CT表现.临床放射学杂志[J].2012,31(2):236-238.

[59] 成少平,郭刚,马鑫,等.腹腔镜治疗成人囊性肾瘤17例临床分析[J].疑难病杂志,2015,14(3):306-308

[60] 王正滨.泌尿生殖系统疾病超声诊断与鉴别诊断学[M].北京:人民卫生出版社,2010:120.

[61] 张晓红,何敬海,毛森,等.肾集合管癌超声表现1例[J].临床超声医学杂志,2013,15(06):387.

[62] 王艳青,黄吉炜,潘家骅,等.12例肾集合管癌临床病理分析[J].临床泌尿外科杂志,2014,29(10):867-870.

[63] 沈连芳,王正阁,郭会映,等.肾集合管癌的CT表现及诊断价值[J].临床放射学杂志,2012,31(7):975-978.

[64] Hsiao H L,Yeh H C,Chang T H, et al. Renal collecting duct carcinoma and concomitant bladder urothelial carcinoma: a case report[J]. Kaohsiung J Med Sci,2008,24(3): 157-162.

[65] 陈鑫,郭爱桃,田侠,等.肾集合管癌4例临床及病理特征分析[J].诊断病理学杂志,2017,24(02):81-85.

[66] 王正滨.泌尿生殖系统疾病超声诊断与鉴别诊断学[M].北京:人民卫生出版社,2010:97-98.

[67] 徐超丽,魏淑萍,傅宁华,等.原发性肾脏弥漫性大B细胞淋巴瘤超声表现[J].临床超声医学杂志,2016,18(1):51-53.

[68] Coté T R, Biggar R J, Rosenberg P S, et al. Non-Hodgkin's lymphoma among people with AIDS: incidence, presentation and public health burden. AIDS/Cancer Study Group[J]. Int J Cancer, 1997, 73(5): 645-650.

[69] Opelz G, Döhler, Bernd. Lymphomas after solid organ transplantation: A collaborative transplant study report[J]. Am J Transplant, 2015, 4(2):222-230.

[70] Ladha A,Haider G.Primary renal lymphoma[J]. J Coll PhysiciansSurg Pak, 2008,18(9): 584-585.

[71] 叶玲,陈顺平,胡元平.肾假性动脉瘤超声表现1例[J].温州医科大学学报,2016,46(1):51-52.

[72] 陈卫国,周鹏,李晓伟,等.肾移植及移植后的血管并发症[J].中国组织工程研究,2015,19(15):2394-2398.

[73] 陈妹花, 张秋元, 周德兴, 等. 彩色多普勒超声诊断移植肾术后假性动脉瘤形成1例[J]. 中华超声影像学杂志, 2015,24(12):1087−1088.

[74] 苗书斋, 曲青山, 蔡文利. 同一供体的2例肾移植受者并发假性动脉瘤病例分析[C]//中国器官移植大会2013.

[75] 朱建平, 蒋彦彦, 洪峻峰. 超声造影在移植肾假性动脉瘤应用中的价值[J]. 临床超声医学杂志, 2008,10(6):409−410.

[76] 刘乃波, 杨志豪, 周晓峰, 等. 肾移植术后移植肾假性动脉瘤临床分析[J]. 临床泌尿外科杂志, 2006,21(3):174−175.

[77] 李煜华, 陈志刚, 龙滨, 等. 彩色多普勒超声诊断移植肾假性动脉瘤1例[J]. 临床超声医学杂志, 2006,8(5):315.

[78] 陈卫国, 王庆堂, 邓超雄, 等. 肾移植术后肾外型假性动脉瘤2例[J]. 临床泌尿外科杂志, 2005,20(05):54−56.

[79] 王正滨.泌尿生殖系统疾病超声诊断与鉴别诊断学[M].北京:人民卫生出版社, 2010:105−106.

[80] Guérin M,Guillemot J,Thounnon E,et al.Granins and their derived peptides in normal and tumoral chromaffin tissue: implications for the diagnosis and prognosis of pheochromocytoma[J]. Regul Pept, 2010,165(1):21−29.

[81] 陈玲军,银小辉,方虹,等.肾上腺嗜铬细胞瘤及异位嗜铬细胞瘤的CT、MRI表现[J].实用放射学杂志,2013,29(7) :1125−1128.

[82] 王正滨. 泌尿生殖系统疾病超声诊断与鉴别诊断学[M].北京:人民卫生出版社, 2010:60−62.

[83] 龚渭冰,徐颖.超声诊断学(第2版) [M].北京:科学出版社, 2007:305−306.

[84] Wu Y , Du L , Li F , et al. Renal oncocytoma: contrast−enhanced sonographic features[J]. J Ultrasound Med, 2013, 32(3):441−448.

[85] Tamai H, Takiguchi Y, Oka M, et al. Contrast−enhanced ultrasonography in the diagnosis of solid renal tumors[J]. J Ultrasound Med 2005,24:1635−1640.

[86] 刘绍玲,赵斌,娄丽,李吉昌.肾嗜酸细胞腺瘤的超声诊断及鉴别诊断[J].中国超声医学杂志,2014,30(2):147−150.

[87] Lopat er J , Daniel L, Akiki A , et al. Renal epithelioid angiomyolipoma[J]. Prog Urol , 2009 , 19(7):457−461 .

[88]   Torricelli F C M, Marchini G S, Campos R S M, et al. Metanephric Adenoma: clinical, imaging, and Histological findings[J]. Clinics, 2011, 66(2):359−361.

[89]   Kuroda K , Toi M , Hiroi M , et al. Review of metanephric adenoma of the kidney with focus focus on clinical and pathobiological aspects[J]. Histology & Histopathology, 2003, 18(1):253−257.

[90]   Jones E C, Pins M, Dickersin G R, et al. Metanephric adenoma of the kidney. A clinicopathological, immunohistochemical, flow cytometric, cytogenetic, and electron microscopic study of seven cases[J]. American Journal of Surgical Pathology, 1995, 19(6):615−626.

[91]   Pesti T , Sükösd F, Jones EC , et al. Mapping a tumor suppressor gene to chromosome 2p13 in metanephric adenoma by microsatellite allelotyping[J]. Human Pathology, 2001, 32(1):101−104.

[92]   王正滨. 泌尿生殖系统疾病超声诊断与鉴别诊断学[M].北京:人民卫生出版社, 2010:119,240−241.

[93]   黄海超, 张鹏, 邢金春, 等. 儿童及青少年膀胱癌临床特点与发病机制研究（附1例罕见17岁女性膀胱癌报告）[J]. 临床泌尿外科杂志, 2017(5):386−388.

[94]   杜隽, 钟玉敏, 王谦, 等. 小儿盆腔及泌尿生殖系统横纹肌肉瘤超声诊断及病理分析[J]. 中国医学计算机成像杂志, 2012,18(2):166−169.

[95]   赵敏, 冯晨, 王建文, 等. 儿童横纹肌肉瘤23例临床分析[J]. 中国当代儿科杂志, 2011,13(8):657−660.

[96]   何静波, 刘金桥, 张号绒. 小儿膀胱横纹肌肉瘤与膀胱炎性增生性结节的彩色多普勒超声比较[J]. 临床小儿外科杂志, 2009,8(6):39−40.

[97]   刘鸿圣, 刘立炜, 张美德, 等. 小儿膀胱横纹肌肉瘤的影像诊断[J]. 现代临床医学生物工程学杂志, 2005,17(5):59−61.

[98]   范淼, 李子平, 孙灿晖. 小儿膀胱横纹肌肉瘤的CT与MR诊断[J]. 影像诊断与介入放射学, 2002,11(2):76−77.

[99]   刘凤照, 窦发坦, 王春霞, 等. 超声诊断膀胱横纹肌肉瘤1例[J]. 中华超声影像学杂志, 2000,9(10).

[100]   王萍, 刘健, 岳文胜, 等. 甲状腺未分化癌高频超声表现与病理对照研究[J]. 中国继续医学教育, 2017,9(1):78−80.

[101] 闯振蕾,王玉君, 余红波, 等. 未分化型甲状腺癌相关基因的研究进展[J]. 中国老年学, 2016,36(22).

[102] 陈红, 周正荣. 原发性甲状腺淋巴瘤的临床和CT表现[J]. 中国癌症杂志, 2016,26(9):790-794.

[103] 袁玉洁, 陆凡倩, 张淑君, 等. 甲状腺髓样癌的超声鉴别诊断及临床意义[J]. 中国耳鼻咽喉头颈外科, 2015,22(4):163-166.

[104] Ranganath R, Shah M A, Shah A R. Anaplastic thyroid cancer[J]. CurrOpin Endocrinol Diabetes Obes, 2015,22(5):387-391.

[105] 王文涵, 詹维伟, 徐上妍, 等. 甲状腺髓样癌和甲状腺乳头状癌的超声特征比较[J]. 临床超声医学杂志, 2014(2):104-106.

[106] 李泉水, 姜健, 张家庭, 等. 超声显像与甲状腺癌病理类型的关系及良恶性结节并存的鉴别诊断[J/OL]. 中华医学超声杂志(电子版), 2009,6(4):690-697.

[107] 原韶玲, 郭荣荣, 王宇翔, 等. 超声对低分化和未分化甲状腺癌的诊断价值[J]. 肿瘤研究与临床, 2008,20(4):261-263.

[108] 张文超. 伴桥本病的原发性甲状腺淋巴瘤15例报告[J]. 中华普通外科杂志, 2007,22(7):545.

[109] 孙传政, 陈福进, 曾宗渊, 等. 甲状腺未分化癌的治疗和预后[J]. 中华外科杂志, 2006,44(21):1493-1497.

[110] Kebebew E, Greenspan F S, Clark O H, et al. Anaplastic thyroid carcinoma. Treatment outcome and prognostic factors[J]. Cancer, 2005,103(7):1330-1335.

[111] 吕晓玉, 郝轶, 姚兰辉. 颈部淋巴结结核与转移性病变的超声鉴别诊断价值[J]. 华南国防医学杂志, 2013,27(9):618-621.

[112] 王亚红, 蔡胜, 王蕾, 等. 腹部结内淋巴瘤的超声诊断[J]. 中国医学科学院学报, 2013,35(2):140-144.

[113] 朱向明, 贺轶, 李国杰. 甲状腺恶性结节超声诊断进展[J]. 中华解剖与临床杂志, 2013,18(1):84-87.

[114] 阁闽. 超声诊断恶性淋巴瘤的临床价值[J]. 当代医药论丛, 2012,10(12).

[115] 安源, 陈翠兰, 林从尧. 甲状腺癌颈部淋巴结转移高频超声的鉴别诊断价值[J]. 现代肿瘤医学, 2011,19(7):1331-1333.

[116] 武建中, 张俊平. 颈部肿大淋巴结的超声诊断价值[J]. 山西医科大学学报, 2010,41(11):977-978.

[117] 吉晓丽. 高频彩超对甲状腺癌颈部淋巴结转移的诊断价值[D]. 青岛大学, 2010.

[118] 詹维伟,燕山. 甲状腺与甲状旁腺超声影像学(精) [M]. 科学技术文献出版社, 2009.

[119] 赵金惠, 赵真. 颈部淋巴结超声研究[J]. 国际耳鼻咽喉头颈外科杂志, 2008,32(3):171-173.

[120] Kessler A, Rappaport Y, Blank A, et al. Cystic appearance of cervical lymph nodes is characteristic of metastatic papillary thyroid carcinoma[J]. J Clin Ultrasound, 2003,31(1):21-25.

[121] 孙臻峰, 张佳, 苏甜甜, 等. 急性扁桃体炎致甲状腺脓肿、咽旁间隙脓肿一例并文献复习[J]. 山东大学耳鼻喉眼学报, 2016,30(6):58-60.

[122] 王晓庆, 魏玺, 徐勇, 等. 甲状腺部分囊性结节的超声特征及其与良恶性鉴别诊断的关系[J]. 中华肿瘤杂志, 2014,36(8):617-620.

[123] 胡锦海. 甲状腺腺瘤囊性变彩色超声检查[J]. 医学理论与实践, 2013,26(8):1071-1072.

[124] 崔新莉, 闫泗云. 甲状腺腺瘤囊性变超声诊断与病理对照分析[J]. 现代医用影像学, 2008,17(3):155-156.

[125] 王利军. 甲状腺脓肿的CT诊断[J]. 包头医学, 2008,32(1):12-13.

[126] 李锐. 甲状腺囊性病变的超声诊断及鉴别分析[J]. 中国现代医学杂志, 2005,15(4):153-154

[127] 吴茂林. 甲状腺囊性病变声像图与大体病理对照分析[J]. 中国超声医学杂志, 1999,15(2):118-120.

[128] 王瑛, 王武. 甲状腺囊性乳头状癌超声特征[J]. 中国超声医学杂志, 1998(2):17-19.

[129] 王武, 王瑛. CT、超声诊断甲状腺囊性乳头状癌[J]. 中华放射学杂志, 1998,32(9):637-638.

[130] 王晶,唐缨,郝晓晔.腹膜后副神经节瘤超声诊断1例[J].医学影像学杂志,2016,26(3):434-463

[131] 张彦,陈翠京,范雪.腹膜后副神经节瘤超声表现1例[J].中国超声医学杂志,2010,26(08):768.

[132] 王晋,王刚,罗渝昆,等.腹膜后副神经节瘤的超声诊断[J].中国超声诊断杂志,2006(10):741-744.

[133] 李霞. 超声诊断腹膜后节细胞神经瘤1例[J]. 临床超声医学杂志, 2012, 14(9):612.

[134] Rha S E,Byun J Y,Jung S E,et al.Neurogenic tumors in the abdomen:tumor types and imaging characteristics[J].Radiographics, 2003,23(1):29-43.

[135] Yamaguchi K, Hara I, Takeda M, et al. Two cases of gmaglioneuroma[J]. Urology, 2006,67(3):622.

[136] 张红梅,罗德红,戴景蕊,等.节细胞神经瘤的影像学表现[J].临床放射学杂志,2002,21(7): 527-530.

[137] 王秋实,刘再毅.腹膜后节细胞神经瘤[J].影像诊断与介入放射学, 2016, 25(6):514-516.

[138] 韩红,丁红,王文平.成人腹膜后畸胎瘤1例[J].肿瘤影像学, 2004, 13(1):30.

[139] 赵有军.畸胎瘤超声诊断的意义[J].医学综述, 2006, 12(8): 512.

[140] 胡博,叶祖萍,戴春娟,等. 30例婴儿畸胎瘤诊治分析[J].临床小儿外科杂志, 2011, 10(4): 305.

[141] 黎琬秋.超声诊断小儿腹膜后畸胎瘤12例[J].中外医疗, 2013, 32(14):180-181.